Kohlhammer

Sucht: Risiken – Formen – Interventionen
Interdisziplinäre Ansätze von der Prävention zur Therapie

Herausgegeben von

Oliver Bilke-Hentsch
Euphrosyne Gouzoulis-Mayfrank
Michael Klein

Barbara Schneider
Tilman Wetterling

Sucht und Suizidalität

Unter Mitwirkung von
Ernst Pallenbach,
David Prvulovic und
Ute Lewitzka

Verlag W. Kohlhammer

1. Auflage 2016

Alle Rechte vorbehalten
© W. Kohlhammer GmbH, Stuttgart
Gesamtherstellung: W. Kohlhammer GmbH, Stuttgart

Print:
ISBN 978-3-17-023360-7

E-Book-Formate:
pdf: ISBN 978-3-17-028798-3
epub: ISBN 978-3-17-028799-0
mobi: ISBN 978-3-17-028800-3

Geleitwort der Reihenherausgeber

Die Entwicklungen der letzten Jahrzehnte im Suchtbereich sind beachtlich und erfreulich. Dies gilt für Prävention, Diagnostik und Therapie, aber auch für die Suchtforschung in den Bereichen Biologie, Medizin, Psychologie und den Sozialwissenschaften. Dabei wird vielfältig und interdisziplinär an den Themen der Abhängigkeit, des schädlichen Gebrauchs und der gesellschaftlichen, persönlichen und biologischen Risikofaktoren gearbeitet. In den unterschiedlichen Alters- und Entwicklungsphasen sowie in den unterschiedlichen familiären, beruflichen und sozialen Kontexten zeigen sich teils überlappende, teils sehr unterschiedliche Herausforderungen.

Um diesen vielen neuen Entwicklungen im Suchtbereich gerecht zu werden, wurde die Reihe »Sucht: Risiken – Formen – Interventionen« konzipiert. In jedem einzelnen Band wird von ausgewiesenen Expertinnen und Experten ein Schwerpunktthema bearbeitet.

Die Reihe gliedert sich konzeptionell in drei Hauptbereiche, sog. »tracks«:

Track 1: Grundlagen und Interventionsansätze
Track 2: Substanzabhängige Störungen und Verhaltenssüchte im Einzelnen
Track 3: Gefährdete Personengruppen und Komorbiditäten

In jedem Band wird auf die interdisziplinären und praxisrelevanten Aspekte fokussiert, es werden aber auch die neuesten wissenschaftlichen Grundlagen des Themas umfassend und verständlich dargestellt. Die Leserinnen und Leser haben so die Möglichkeit, sich entweder Stück für Stück ihre »persönliche Suchtbibliothek« zusammenzustellen oder aber mit einzelnen Bänden Wissen und Können in einem bestimmten Bereich zu erweitern.

Unsere Reihe »Sucht« ist geeignet und besonders gedacht für Fachleute und Praktiker aus den unterschiedlichen Arbeitsfeldern der Suchtberatung, der ambulanten und stationären Therapie, der Rehabilitation und nicht zuletzt der Prävention. Sie ist aber auch gleichermaßen geeignet für Studierende der Psychologie, der Pädagogik, der Medizin, der Pflege und anderer Fachbereiche, die sich intensiver mit Suchtgefährdeten und Suchtkranken beschäftigen wollen.

Die Herausgeber möchten mit diesem interdisziplinären Konzept der Sucht-Reihe einen Beitrag in der Aus- und Weiterbildung in diesem anspruchsvollen Feld leisten. Wir bedanken uns beim Verlag für die Umsetzung dieses innovativen Konzepts und bei allen Autoren für die sehr anspruchsvollen, aber dennoch gut lesbaren und praxisrelevanten Werke.

Der vorliegende Band, verfasst von Barbara Schneider aus Köln und Tilman Wetterling aus Berlin, gehört zu Track 3: Gefährdete Personengruppen und Komorbiditäten. Er vertieft und analysiert die wichtige Thematik der suizidalen Gefährdung von Menschen mit Suchtproblemen. Nach Kapiteln zur Epidemiologie und Klinik folgen Ausführungen zum Entstehungsgefüge suizidaler Ideationen und Handlungen bei Suchterkrankten. Hier zeigt sich, wie komplex die Zusammenhänge sind und wie wichtig es ist, zwischen verschiedenen Zuständen bzw. Phasen der Suchtgeschehens wie Intoxikation, Entzug, Rückfall, oder chronisch starkem Konsum zu differenzieren. Ferner wird deutlich, wie begleitende Aspekte im Sinne der psychischen und somatischen Komorbidität, kognitiver Einschränkungen und psychosozialer Faktoren berücksichtigt werden müssen. Schließlich gehen die Autoren sehr praxisnah auf besondere Konstellationen und Schwierigkeiten beim Umgang mit suizidalen Suchterkrankten ein und sie weisen auf die Erfordernis der Entwicklung spezifischer präventiver Ansätze hin.

Oliver Bilke-Hentsch, Winterthur/Zürich
Euphrosyne Gouzoulis-Mayfrank, Köln
Michael Klein, Köln

6

Inhalt

7

1

Einleitung

Suizidalität ist einer der häufigsten psychiatrischen Notfälle und eine der großen therapeutisch-präventiven Aufgaben im Alltag der psychosozialen und psychiatrisch-medizinischen Versorgung. Suizid ist eine der wichtigsten Ursachen für einen vorzeitigen Tod bei Konsum von Alkohol, Nikotin und illegalen Drogen. In westlichen Ländern leiden die meisten Suizidopfer an psychischen Erkrankungen; an oberster Stelle stehen affektive Störungen, Schizophrenien und Suchterkrankungen. Metaanalysen von Kohortenstudien (Wilcox et al. 2004; Harris und Barraclough 1997) und kontrollierten Studien mit der Methode der psychologischen Autopsie (▶ Kap. 4.2.2) (Cavanagh et al. 2003; Arsenault-Lapierre et al. 2004; Schneider 2009) haben gezeigt, dass Störungen durch Substanzkonsum mit einem stark erhöhten Suizidrisiko einhergehen.

Fallvignette 1

Ein 39-jähriger Mann, Herr F., wird am späten Abend (21 Uhr) aus der Zentralen Notaufnahme eines Universitätsklinikums auf die geschützt geführte psychiatrische Station mit Schwerpunkt Sucht zur Weiterbehandlung verlegt. Bei dem Patienten sind ein Aufmerksamkeits-Defizit-Syndrom des Erwachsenenalters mit Alkoholabhängigkeit und multiplem Substanzkonsum (Opioide, Benzodiazepine, Amphetamine) sowie delinquentes Verhalten bekannt. Der Patient hatte in der Vorgeschichte bereits zwei schwere Suizidversuche ausgeführt. Mehrere ambulante und stationäre psychiatrische Behandlungen hatte er stets nach wenigen Tagen bzw. ein bis zwei ambulanten Terminen abgebrochen.

Der Patient hatte am frühen Abend des Aufnahmetages in suizidaler Absicht eine Flasche Wodka sowie zusätzlich 40 Tabletten Rohypnol® (à 1 mg Flunitrazepam) eingenommen und wurde auf der Straße in bewusstlosem Zustand von Passanten vorgefunden. Der herbeigerufene Notarzt verabreichte dem ateminsuffizienten Patienten Flumazenil und gab ihm Sauerstoff. Nach vorübergehender Überwachung in der Zentralen Notaufnahme wurde der Patient in kardiorespiratorisch scheinbar stabilem Zustand in die Psychiatrie verlegt. Dort zeigte sich der Patient wach und ansprechbar. Er bedauerte es sehr, dass sein Suizidversuch missglückt sei. Schließlich habe er seinen Suizid minutiös geplant und sei davon ausgegangen, dass die von ihm eingenommenen Alkohol- und Benzodiazepindosen eine letale Wirkung hätten erzielen müssen. Sein Leben mache für ihn keinen Sinn mehr und er habe keine Hoffnung mehr, dass sich sein Zustand und das Gefühl, anhaltend getrieben zu sein, jemals ändern werden. Nach ca. einer Stunde begann der Patient erneut Anzeichen einer Ateminsuffizienz zu zeigen und klagte über Dyspnoe und damit verbundene Todesangst. Die intravenöse Gabe von Flumazenil als Antidot musste sofort sowie nach weiteren zwei Stunden wiederholt werden und brachte jeweils eine vollständige Wiederherstellung des Atemantriebs und der Wachheit mit sich. Im Angesicht der wiederholten Erfahrung von quälender und mit Todesängsten einhergehender Dyspnoe gab der Patient am nächsten Morgen an, dass er trotz unverändert vorhandenen bilanzierenden Gedanken nun Abstand von konkreten Suizidplänen und -absichten nehme. Der Patient ließ sich mehrere Wochen stationär psychiatrisch behandeln, brach die Behandlung schließlich aber erneut gegen ärztlichen Rat ab. Zum Entlassungszeitpunkt war der Patient von handlungsweisender Suizidalität distanziert. Mit dem Patienten konnte vereinbart werden, sich in der Ambulanz weiterbehandeln zu lassen und sich bei erneut auftretenden Suizidwünschen oder -absichten jederzeit notfallmäßig vorzustellen.

Sieben Tage nach der Entlassung erfolgte ein Anruf von der Intensivstation eines Nachbarkrankenhauses, dass der Patient komatös nach Injektion von Heroin und Benzodiazepinen in einem Parkhaus aufgefunden worden sei. In der Klinik war zum Zeitpunkt des Vorfalls ein Anruf eines ehemaligen Patienten eingegangen, der berichtete, Herr F. habe ihm gegenüber Suizidabsichten geäußert und sich eine hohe Dosis Heroin gespritzt. Ohne dass Näheres in Erfahrung gebracht werden konnte, brach das Gespräch ab.

Fallvignette 2
Eine 31-jährige Patientin, Frau G., wurde auf die geschützte psychiatrische Station mit Schwerpunkt Sucht aufgenommen, nachdem sie zuvor einen Suizidversuch durch Einnahme von 10 Tabletten Mirtazapin à 30 mg sowie durch Pulsaderschnitte an beiden Unterarmen unternommen hatte. Nach chirurgischer Versorgung der Unterarmschnitte sowie nach Durchführung von Detoxifikations- und Überwachungsmaßnahmen in der Zentralen Notaufnahme konnte sich Frau G. dazu entschließen, sich auf freiwilliger Basis stationär psychiatrisch behandeln zu lassen. Die Patientin konsumierte seit Jahren regelmäßig Cannabis, in den letzten sechs bis sieben Wochen hatte sie die Dosis auf bis zu 3 Joints pro Tag gesteigert. Seit etwa vier Wochen entwickelte die Patientin ein depressives Bild mit psychotischen Symptomen. Im Vordergrund standen neben einer schwer gedrückten Stimmung, Anhedonie und sozialem Rückzug vor allem wahnhafte Insuffizienz- und

Schuldgedanken. So warf sie sich nichtige Fehler, die sie vor vielen Jahren an ihrem Arbeitsplatz begangen hatte, nun als schwere moralische und sündhafte Verfehlungen vor, wegen derer sie es nicht mehr verdient habe, weiterzuleben. Nach Aufnahme auf die psychiatrische Station distanzierte sich die Patientin zunächst von akuter Suizidalität und gab ihrer Hoffnung Ausdruck, dass sich ihr Zustand bald bessern werde. Trotz anxiolytischer Behandlung mit Lorazepam und antipsychotischer Behandlung mit Quetiapin kam es jedoch zu einer immer stärkeren Ausprägung der ich-synthymen Wahngedanken und damit verbunden zu erneuten konkreten Suizidabsichten. Nach Dosiserhöhung von Lorazepam (4 mg/Tag) und Umstellung der Therapie auf Risperidon (4 mg/Tag) und Mirtazapin (30 mg/Tag) kam es schließlich zu einer klinisch relevanten Entaktualisierung des Schuld- und Versündigungswahns, zu einer Reduktion der inneren Unruhe und Anspannung sowie zu einer affektiven Auflockerung. Damit ging auch eine Auflösung der Suizidgedanken einher. Die Patientin konnte nach Abschluss der Therapie wieder ihre Arbeit aufnehmen und ist seither auch abstinent von Cannabis.

Suizidalität ist ein häufiges Phänomen bei Suchtkranken. Daher muss bei Suchterkrankungen auf Suizidalität besonders geachtet werden. Die Therapie muss selbstverständlich neben der Behandlung der Suizidalität auch die Behandlung der verschiedenen klinischen Erscheinungsbilder der Suchterkrankung sowie von körperlichen und psychischen Begleiterkrankungen, insbesondere von Depressionen, umfassen.

In diesem Band der Buchreihe »Sucht: Risiken – Formen – Interventionen« wird auf Begriffsbestimmung, Formen, Diagnostik und Risikofaktoren für Suizidalität eingegangen. Epidemiologische Ergebnisse zu Suchterkrankungen als Risikofaktoren für Suizide und Suizidversuche werden ausführlich geschildert. Die Behandlung der Suizidalität und die besonderen Schwierigkeiten bei der Behandlung suizidaler Suchtkranker runden den Inhalt ab.

2

Allgemeine und klinische Epidemiologie

2.1 Epidemiologie von Suchterkrankungen

2.1.1 Allgemeine Epidemiologie von Suchterkrankungen

Die Angaben zur Häufigkeit von Suchterkrankungen hängen von dem betrachteten Zeitraum (z. B. Jahres- vs. Lebenszeitprävalenz) und von der untersuchten Region ab. Aus Deutschland liegen repräsentative und regelmäßig erhobene Daten zu dem Substanzgebrauch in der Bevölkerung vor (Epidemiologischer Suchtsurvey). Die Zahl der Betroffenen in Deutschland in der Altersgruppe zwischen 18 und 64 Jahren nach dem Suchtsurvey (Pabst et al. 2013) zeigt Tabelle 2.1.

Tab. 2.1: Prävalenz (Häufigkeit) von Suchterkrankungen in Deutschland (Suchtsurvey, Pabst et al. 2013)

Suchterkrankung	Häufigkeit
Alkoholmissbrauch	1,6 Millionen
Alkoholabhängigkeit	1,77 Millionen
Tabakabhängigkeit	5,6 Millionen
Missbrauch von illegalen Drogen	0,28 Millionen
Abhängigkeit von illegalen Drogen	0,32 Millionen
Medikamentenmissbrauch	4,6 Millionen
Medikamentenabhängigkeit	2,3 Millionen

Da in den höheren Altersgruppen die Suizidrate deutlich steigt (Statistisches Bundesamt Deutschland 2014), ist die Frage einer Altersabhängigkeit von Suchterkrankungen von Bedeutung. In dem Suchtsurvey 2012 war eine deutliche Altersabhängigkeit für einen riskanten Alkoholkonsum in den untersuchten Altersgruppen von 18 bis 64 Jahre nicht nachweisbar, aber der Anteil derjenigen, die die Kriterien für einen Missbrauch oder eine Abhängigkeit nach DSM-IV erfüllten, sank von der Altersgruppe der 18- bis 20-Jährigen (6,0 % bzw. 6,4 %) deutlich bis zu der Altersgruppe der 60- bis 64-Jährigen (0,8 % bzw. 1,1 %; Pabst et al. 2013). Der Anteil derjenigen, die einen risikohaften Alkohol- oder Rauschkonsum betrieben, sank in einer anderen Befragung, in der auch 65- bis 79-Jährige berücksichtigt wurden, kontinuierlich mit dem Alter (Robert-Koch-Institut 2014; Die Drogenbeauftragte der Bundesregierung 2014).

Der Anteil der Raucher an der jeweiligen Altersgruppe nimmt mit dem Alter ab (25- bis 29-Jährige: 36,6 % auf 60- bis 64-Jährige: 21,3 %); jedoch steigt unter den Rauchern der Anteil derjenigen an, die 20 oder mehr Zigaretten pro Tag rauchen (18- bis 20-Jährige: 5,9 % auf 60- bis 64-Jährige: 38,9 %; Pabst et al. 2013). Eine Nikotinabhängigkeit (nach DSM-IV) wiesen insgesamt 10,8 % der Bevölkerung auf (13,8 % der 25- bis 29-Jährigen und 7,4 % der 60- bis 64-Jährigen). Auch der Konsum von illegalen Substanzen wie Cannabis, Kokain und Amphetaminen zeigt eine deutliche Altersabhängigkeit. Die über 50-Jährigen gebrauchten kaum illegale Drogen (Pabst et al. 2013).

Die Prävalenz der Anwendung von opioidhaltigen Schmerzmitteln, Schmerzmitteln mit Koffein, Benzodiazepinen und Z-Drugs (Zolpidem, Zopiclon, etc.) zeigte eine deutliche Altersabhängigkeit: Medikamentengebrauch nimmt ab dem 50. Lebensjahr erheblich zu, vor allem bei Frauen. Dies betrifft insbesondere Benzodiazepine und Z-Drugs (Robert-Koch-Institut 2014; Die Drogenbeauftragte der Bundesregierung 2014).

Geschlechtsunterschiede sind für den Konsum vieler psychotroper Substanzen beschrieben worden (Kraus et al. 2013). Sowohl beim Gebrauch von Alkohol und Nikotin als auch von illegalen Drogen überwiegen die Männer; umgekehrt ist der Gebrauch von Medikamenten bei Frauen sehr viel verbreiteter (Robert-Koch-Institut 2014; Die Drogenbeauftragte der Bundesregierung 2014). In dem Gesundheitssurvey 2012, in dem nur Personen bis 64 Jahren befragt worden sind, sind aber die Geschlechtsunterschiede hinsichtlich der Anteile derjenigen, die einen Missbrauch von Schmerz-, Schlaf- oder Beruhigungsmitteln betreiben bzw. von diesen Mitteln abhängig sind, nicht groß (Kraus et al. 2013). Dies ist wahrscheinlich darauf zurückzuführen, dass besonders häufig ältere Frauen (> 65 Jahre) eine Medikamentenabhängigkeit entwickeln.

2.1.2 Klinische Epidemiologie von Suchterkrankungen

Da viele Substanzabhängige sich nicht wegen des Gebrauchs psychotroper Substanzen in ärztliche Behandlung begeben, zeigen sich bei der Betrachtung der klinischen und bevölkerungsbasierten epidemiologischen Daten mitunter erhebliche Unterschiede.

Bei den männlichen Krankenhauspatienten in Deutschland sind psychische und Verhaltensstörungen durch Alkohol (ICD-10: F10)

17

die häufigste Hauptdiagnose (2012: etwa 250.000), während sich unter den 20 häufigsten Hauptdiagnosen bei Frauen keine suchtspezifische findet (Statistisches Bundesamt 2014). Etwa 20 % der Krankenhauspatienten zeigen einen problematischen Alkoholkonsum, besonders Männer und Bewohner ländlicher Regionen (Coder et al. 2008). Die Krankenhausaufnahmen wegen Alkoholintoxikation haben in Deutschland in den Jahren von 2003 bis 2012 um 72 % auf 121.595 zugenommen, besonders stark bei Jugendlichen (Statistisches Bundesamt Deutschland 2014). Unter allen substanzbedingten Krankenhausaufnahmen machen Cannabis-bedingte nur einen kleinen Teil (< 5 %) aus.

In psychiatrischen Kliniken machen substanzbezogene Störungen (ICD-10: F1) mit etwa 40 % einen großen Teil der stationären Aufnahmen aus. Im Vergleich zu anderen Krankenhausabteilungen werden in psychiatrischen Kliniken vor allem schwerer Abhängige behandelt. Ab dem 64. Lebensjahr nimmt der Anteil der Suchtkranken deutlich ab. Mit zunehmendem Alter sinkt auch der Anteil der Mehrfachabhängigkeiten (ohne Nikotin) stark (Wetterling und Kugler 2006). Die Aufnahmedaten aus psychiatrischen Kliniken zeigen, dass illegale Drogen unter den über 65-Jährigen keine Rolle mehr spielen, sondern Alkohol und vor allem bei Frauen Benzodiazepine und Z-Drugs überwiegend anzutreffen sind. In der Altersgruppe 50 bis 74 Jahre treten gehäuft kognitive und psychische Störungen infolge des Substanzkonsums auf (ebd.).

Von den Patienten bei niedergelassenen Allgemeinärzten haben etwa 7,2 % eine Alkoholabhängigkeit und 3,5 % betreiben einen Alkoholmissbrauch, d. h., etwa 10 % haben ein Alkoholproblem (Hill et al. 1998). Unter den 20 häufigsten Diagnosen der Fälle, die bei niedergelassenen Psychiatern in Deutschland behandelt werden, taucht nur Alkoholabhängigkeit auf (Platz 14 mit 3,1 % der Fälle, Schneider et al. 2011c).

Nach Berechnungen der Weltgesundheitsorganisation (WHO) liegt in Deutschland der Tabakgebrauch auf Platz 2 und der Alkoholgebrauch auf Platz 4 der durch Erkrankung verlorenen Lebensjahre (DALYs) (Lim et al. 2012).

2.2 Epidemiologie suizidalen Verhaltens

Mehr als 800.000 Menschen nehmen sich weltweit jährlich das Leben; nach Schätzungen der WHO werden im Jahr 2020 etwa 1,5 Millionen Menschen durch Suizid versterben. Derzeit nimmt sich etwa alle 40 Sekunden ein Mensch das Leben (WHO 2014). Nach den letzten verfügbaren Daten versterben ca. 125.000 Menschen in Europa jährlich durch Suizid, fast 80 % davon sind Männer (ebd.). Für diese Verteilung zwischen den Geschlechtern gibt es viele mögliche Gründe: Unterschiede im Hilfesuchverhalten, Präferenzen für bestimmte Suizidmethoden, aber auch Verfügbarkeit und Muster des Alkoholkonsums. Es muss davon ausgegangen werden, dass sich etwa zehn- bis vierzigmal so viele Suizidversuche wie vollendete Suizide ereignen. (Zur weiteren Begriffsbestimmung und den Definitionen von Suizidalität ► **Kap. 3.2.2.**)

In den letzten 45 Jahren haben die Suizidraten weltweit um 60 % zugenommen. Suizid ist eine der drei häufigsten Todesursachen in den Altersgruppen zwischen 15 und 44 Jahren in einigen Ländern und die zweithäufigste Todesursache in der Altersgruppe zwischen 10 und 24 Jahren. Länder mit besonders hohen Suizidraten sind die osteuropäischen Länder (WHO 2014), nach neuesten Statistiken aber auch viele asiatische Länder. Suizid führte nach Schätzungen zu 1,3 % der ›Total global burden of disease‹ (Krankheitslast, gemessen in Disability-Adjusted Life Years DALY) und wird im Jahr 2020 zu 2,4 % in Ländern mit Marktwirtschaft und in früheren sozialistischen Staaten führen (WHO 2014).

In Deutschland ist in den letzten 30 Jahren die Zahl der Suizide zurückgegangen. Während im Jahr 1982 sich in Gesamtdeutschland 18.451 Suizide ereigneten, lag im Jahr 2012 die Zahl aller Suizide bei 9.890 (7.287 Männer und 2.603 Frauen). Damit war in Deutschland die Zahl der Suizide höher als die Gesamtsumme der Todesfälle durch Verkehrsunfälle (3.794), Morde (403), Drogen (944) und AIDS (410) (Statistisches Bundesamt Deutschland 2014). Der Rückgang der Suizidraten in Deutschland korrespondiert mit dem Rückgang in anderen Industrieländern. Gesellschaftliche Veränderungen spielen langfristig für den Verlauf von Suizidraten eine große Rolle. Männer haben in Deutschland wie in vielen anderen Industriestaaten eine dreifach höhere Suizidrate als Frauen.

Die Verteilung der Suizidraten in Deutschland folgt dem sogenannten ungarischen Muster, d. h., mit zunehmendem Lebensalter nehmen die Suizidraten zu. Während im Jahr 2012 bei den 20- bis 25-Jährigen die Suizidrate lediglich 7,6 pro 100.000 Einwohner betrug, belief sie sich in der Altersgruppe der 85- bis 89-Jährigen auf 32,4 pro 100.000 (Statistisches Bundesamt Deutschland 2014). Gegenwärtig sind 42 % aller männlichen und 47 % aller weiblichen Suizidopfer über 60 Jahre alt (Anteil an der männlichen Gesamtbevölkerung: 24 % bzw. der weiblichen Gesamtbevölkerung: 29 %). Das mittlere Sterbealter bei männlichen Suizidopfern lag bei 56,1 und bei weiblichen Suizidopfern bei 59,0 Jahren (ebd.).

Zur Häufigkeit von Suizidversuchen gibt es keine offiziellen statistischen Angaben in Deutschland. In Würzburg wurde im Rahmen eines WHO-Projekts zur Erfassung realistischer Suizidversuchsraten in Europa die Zahl der dortigen Suizidversuche erhoben. Im Jahr 2002 betrug die Suizidversuchsrate für Männer 115 und für Frauen 185 auf 100.000 Personen. Die Altersverteilung der Personen mit Suizidversuchen ist der der Suizide entgegengesetzt. Suizidversuche werden in Deutschland häufiger von Frauen als von Männern unternommen. Die Suizidversuchsraten zeigen aber, dass Suizidversuche relativ häufig auch in den älteren Altersgruppen zu finden sind. 2006 betrugen die auf Basis der WHO-Erhebung geschätzten Suizidversuchsraten in der Altersgruppe der 60 Jahre und Älteren für Männer 53,7/100.000 und für Frauen 32,4/100.000 (Schmidtke et al. 2009).

Generell sind Suizide durch Erhängen und Vergiften in Deutschland am häufigsten. Erschießen und Ertrinken kommen als Suizidmethode bei über 60-Jährigen fast doppelt so häufig vor wie bei unter 60-Jährigen. Bei den Älteren gibt es weniger Tote durch Bahnsuizide. Nicht tödliche Suizidhandlungen sind überwiegend Vergiftungen und Schnittverletzungen (Statistisches Bundesamt Deutschland 2010).

2.3 Suchterkrankungen und Suizid

Suchterkrankungen sind einer der wichtigsten Risikofaktoren für Suizid (► **Kap. 5.1** und ► **Kap. 4.2.2**). Auf die Bedeutung von Suchterkrankungen als Risikofaktoren für Suizid wies auch der kürzlich erschienene Suizid-Report der WHO (2014) hin. Zum Verständnis der nachfolgenden Absätze siehe ggf. auch ► **Kasten** *Methodischer Exkurs*, S. 74 ff.

2.3.1 Suchterkrankungen als Risikofaktoren für Suizid

In psychologischen Autopsiestudien (► **Kap. 4.2.2**), die vorwiegend in Nordeuropa und in den USA durchgeführt wurden, hatten zwischen 19 % und 63 % aller Suizidopfer aus allen Altersgruppen Störungen durch Substanzkonsum, mit niedrigeren Prozentzahlen in den höheren als in den jüngeren Altersgruppen (► **Tab. 2.2**). Ein Zusammenhang zwischen Suizid und Suchterkrankungen allgemein sowie Störungen durch Konsum einzelner Substanzen wurde in retrospektiven und prospektiven Kohortenstudien und kontrollierten psychologischen Autopsiestudien gezeigt. In kontrollierten psychologischen Autopsiestudien wurde ermittelt, dass Suchterkrankungen mit einem erhöhten Suizidrisiko assoziiert sind, sowohl in jüngeren als auch in höheren Altersgruppen (► **Tab. 2.2**). In einer chinesischen Studie (Kontrollgruppe: Unfalltote) war Suchterkrankung mit einem wesentlich geringer erhöhten Suizidrisiko assoziiert (*OR* [Odds ratio] = 2,7) als andere psychische Erkrankungen, auch nach Berücksichtigung von Geschlecht, Alter, Leben in einer städtischen Gegend und anderen psychischen Erkrankungen (Tong und Phillips 2010).

21

Tab. 2.2: Prozentsatz von Suizidopfern mit Störungen durch Substanzkonsum in psychologischen Autopsiestudien

Autoren	Zahl der Suizide	Land	Altersgruppe/ **Kommentar	Anteil Männer	Kontrollgruppe	Prozentsatz mit irgendeiner Störung durch Substanzkonsum (S vs. C)	Irgendeine Abhängigkeit von psychotropen Substanzen (S vs. C)
Robins et al. 1959[a]	134	USA	–	77 %	–	28 %	
Barraclough et al. 1974	100	Großbritannien	–	53 %	–	19 %	
Chynoweth et al. 1980	135	Australien	–	63 %	–	34 %	
Mitterauer 1981	145	Österreich	–	–	–	45 %	
Rich et al. 1986	283	USA	–	71 %	–	51 %	
Wolfersdorf et al. 1993	454	Deutschland	–	72 %	–	33 %	
Duberstein et al. 1994	52	USA	–	91 %	–	19 %	
Conwell et al. 1996	141	USA	–	80 %	–	63 %	
Cheng et al. 1997	113	Taiwan		62 %	AB	–	35 % vs. 11 %
Kõlves et al. 2006	427	Estland		80 %	AB	–	51 % vs. 14 %*
Cheng 1995	116	Taiwan	–	62 %	AB	45 % vs. 25 %	

Tab. 2.2: Prozentsatz von Suizidopfern mit Störungen durch Substanzkonsum in psychologischen Autopsiestudien – Fortsetzung

Autoren	Zahl der Suizide	Land	Alters- gruppe/ **Kom- mentar	Anteil Männer	Kontroll- gruppe	Prozentsatz mit irgendeiner Störung durch Substanzkon- sum (S vs. C)	Irgendeine Abhängigkeit von psychotro- pen Sub- stanzen (S vs. C)
Foster et al. 1999	117	Großbritannien	–	79 %	AB	44 % vs. 13 %*	
Vijayakumar und Rajkumar 1999	100	Indien	–	55 %	AB	36 % vs. 8 %*	
Schneider et al. 2006	163	Deutschland	–	62 %	AB	41 % vs. 17 %*	29 % vs. 5 %*
Cavanagh et al. 1999	45	Großbritannien	–	71 %	AB (gemat- ched für psychische Erkrankun- gen	31 % vs. 25 %	
Conner et al. 2003	193	Neuseeland	–	77 %	AB, SV	36 % vs. 45 % (SV) vs. 6 % (C)	
Beskow 1979	271	Schweden		100 %	–	37 %	29 %
Asgard 1990	104	Schweden		0 %	–	12 %	

23

Tab. 2.2: Prozentsatz von Suizidopfern mit Störungen durch Substanzkonsum in psychologischen Autopsiestudien – Fortsetzung

Autoren	Land	Zahl der Suizide	Alters- gruppe/ **Kom- mentar	Anteil Männer	Kontroll- gruppe	Prozentsatz mit irgendeiner Störung durch Substanzkon- sum (S vs. C)	Irgendeine Abhängigkeit von psychotro- pen Sub- stanzen (S vs. C)
Henriksson et al. 1993	Finnland	229	**rando- misiertes Sample	75 %	–		58 %
Marttunen et al. 1991	Finnland	53	13 – 19	83 %	–	26 %	
Runeson 1989	Schweden	58	15 – 29	72 %	–	47 %	
Lesage et al. 1994	Kanada	75	18 – 35	100 %	AB	57 % vs. 16 %	
Shaffer et al. 1996	USA	119	< 20	81 %	AB	35 % vs. 5 %*	
Shafii et al. 1988	USA	21	11 – 19	90 %	AB	62 %vs. 29 %*	
Brent et al. 1999	USA	140	13 – 19	85 %	AB	66 % vs. 4 %*	
Brent et al. 1996	USA	58	13 – 20	88 %	AB	36 % vs. 6 %*	
Appleby et al. 1999	UK	84	< 35	81 %	AB	57 % vs. 11 %*	18 % vs. 2 %*

Tab. 2.2: Prozentsatz von Suizidopfern mit Störungen durch Substanzkonsum in psychologischen Autopsiestudien – Fortsetzung

Autoren	Zahl der Suizide	Land	Alters-gruppe/ **Kom-mentar	Anteil Männer	Kontroll-gruppe	Prozentsatz mit irgendeiner Störung durch Substanzkon-sum (S vs. C)	Irgendeine Abhängigkeit von psychotro-pen Sub-stanzen (S vs. C)
Brent et al. 1988	27	USA	≤ 19	78 %	Stationäre Patienten	37 % vs. 18 %	
Houston et al. 2001	22	Großbritannien	15 – 24	92 %	Pat. mit Selbstver-letzungen		9 % vs. 41 %
Conwell et al. 1991	18	USA	≥ 50	83 %	–	44 %	
Harwood et al. 2001	100	Großbritannien	≥ 60	41 %	AB (54 vs. 54)	4 % vs. 0 %	
Waern et al. 2002a	85	Schweden	≥ 65	54 %	AB	27 % vs. 1 %*	

–: alle Altersgruppen oder keine Kontrollgruppe oder keine Information; *: »statistisch signifkante Differenz« zwischen Suizidopfern und Kontrollpersonen nach Angaben der Autoren ($p < 0,05$); [a]: Reanalyse von Robins 1981; AB: Kontrollpersonen aus der Allgemeinbevölkerung; S: Suizidopfer; C: Kontrollpersonen; SV: Personen mit Suizidversuchen

36 Jahre nach dem ersten Behandlungskontakt in einer psychiatrischen Abteilung waren 4,7 % der männlichen und 3,3 % der weiblichen Patienten, die unter einer Suchterkrankung litten, durch Suizid verstorben. Bei Patienten mit Suchterkrankungen, die in somatischen Kliniken behandelt worden waren, betrug die kumulative Inzidenz für Suizid bei Männern 2,5 % und bei Frauen 1,7 % (Nordentoft et al. 2011).

Substanzkonsum ist sowohl ein proximaler (d. h. ein unmittelbarer, mit einer sofortigen Gefährdung assoziierter) als auch ein distaler (d. h. ein mit einer generell erhöhten Gefährdung assoziierter) Risikofaktor für suizidales Verhalten (Hughes 2008): Als proximaler Risikofaktor gilt der akute übermäßige Konsum von psychotropen Substanzen (Intoxikation), als distaler Risikofaktor gilt chronischer Konsum (Borges et al. 2000). Darüber hinaus müssen andere Faktoren, die in Zusammenhang mit Substanzkonsum und mit Suizid stehen und Mediatoren, Effektmodifikatoren oder konfundierende Variablen sein können, ebenfalls in Betracht gezogen werden (▸ Kasten *Methodischer Exkurs*, S. 74 ff.). Ebenso müssen die Interaktionen dieser verschiedenen Variablen berücksichtigt werden. Solche Faktoren können Persönlichkeitszüge wie Impulsivität, (auch in Folge von Sucht erworbene) Copingstrategien, negative Lebensereignisse und aus dem Alkoholkonsum resultierende Veränderungen des sozialen Netzes sein (Conner und Duberstein 2004).

Bei jugendlichen Suchtkranken wurden Risikofaktoren für Suizid untersucht. Folgende Risikofaktoren wurden identifiziert (Bukstein et al. 1993): affektive, meistens depressive Störungen, gegenwärtiger Substanzgebrauch, Alkoholmissbrauch, Substanzkonsum und affektive Störungen in der Familienanamnese, Konflikte mit dem Gesetz und Besitz einer Waffe.

2.3.2 Alkoholerkrankung und Suizid

Metaanalysen von Mortalitätsstudien zeigten, dass bei Alkoholabhängigkeit das Lebenszeitsuizidrisiko bei 7 % liegt und somit höher als bei anderen psychischen Störungen. Im Gegensatz zu anderen psychischen Erkrankungen blieb das Suizidrisiko bei Alkoholabhängigkeit über die Lebenszeit konstant erhöht (Inskip et al. 1998). Alkoholkrankheit war mit einem stark erhöhten Suizidrisiko assoziiert, wie Metaanalysen von Kohortenstudien (▶ Tab. 2.3) und die große Studie des »Danish Psychiatric Case Registers« mit einem Follow-up bis zu 20 Jahren (Hiroeh et al. 2001) zeigten. In Metaanalysen mit einem Verlaufszeitraum bis zu 30 Jahren, die eine Population von 45.000 Personen (90 % Männer) in 32 Studien in elf Ländern (Europa, Nordamerika, Japan) einschlossen, fanden Harris und Barraclough (1997, 1998) ein ungefähr sechsmal höheres Suizidrisiko bei Alkoholabhängigkeit und -missbrauch (DSM-III-R) im Vergleich zur Allgemeinbevölkerung. Bei Alkoholkrankheit war das Suizidmortalitätsrisiko für Männer etwa 4,9 und für Frauen etwa 18,2-mal höher als erwartet (Harris und Barraclough 1998; Wilcox et al. 2004). Im dänischen Psychiatrie-Fallregister waren die standardisierten Sterblichkeitsverhältnisse (= standardized mortality ratio/ SMR = beobachtete Suizide/erwartete Suizide bei gleichem Alter und Geschlecht) für Suizid bei Alkoholerkrankung (ICD-8) bei Männern (SMR = 10,6) und bei Frauen (SMR = 15,9) erhöht (Hiroeh et al. 2001). Nach Adjustierung (d. h. nach Berücksichtigung) anderer psychischer Störungen fiel in einer anderen dänischen Studie (Daten aus der Copenhagen City Heart Study) mit einem Verlaufszeitraum von 26 Jahren das Suizidrisiko um mehr als die Hälfte, war jedoch noch etwa dreimal höher als bei Personen ohne Alkoholkrankheit; in derselben Studie war das Suizidrisiko bei Alkoholkranken ohne begleitende psychische Erkrankungen um fast das Neunfache erhöht (Flensborg-Madsen et al. 2009).

In psychologischen Autopsiestudien, die alle Altersgruppen und sowohl Männer als auch Frauen umfassten, hatten zwischen 15 % und 61 % aller Suizidopfer eine Alkoholkrankheit (▶ Tab. 2.4). In kontrollierten psychologischen Autopsiestudien wurden Störungen durch Konsum von Alkohol wiederholt als Risikofaktoren für Suizid identifiziert, trotz der Unterschiede in Methoden, diagnostischen Systemen, Altersgruppen und Anteil von Männern (Cheng 1995;

27

Tab. 2.3: Alkoholkonsum und Suizid – Metaanalyse

Autoren	Erkrankung (»Expositions-variable«)	Zahl der Länder	N	Zahl der Studien	Follow-up (Jahre)	Anteil Männer	SMR (95 % CI)
Harris und Barraclough 1997	Alkoholabhängigkeit und -missbrauch	11 (hauptsächlich USA und skandinavische Länder)	>45.000	32	Bis zu 30 Jahren	–	5,86 (5,41 – 6,33)
Harris und Barraclough 1998	Alkoholabhängigkeit und -missbrauch	11 (hauptsächlich USA und skandinavische Länder)	48.783	27	–	–	5,50 (5,09 – 5,92)
	Alkoholabhängigkeit und -missbrauch	–	3.308	10	–	0 %	18,18 (14,00 – 23,23)
	Alkoholabhängigkeit und -missbrauch	–	40.017	21	–	100 %	4,91 (4,51 – 5,33)

Tab. 2.3: Alkoholkonsum und Suizid – Metaanalyse – Fortsetzung

Autoren	Erkrankung (»Expositions-variable«)	N	Zahl der Länder	Zahl der Studien	Follow-up (Jahre)	Anteil Männer	SMR (95 % CI)
Wilcox et al. 2004	Störungen durch Alkoholkonsum		5	33		–	9,79 (8,98 – 10,65)
	Störungen durch Alkoholkonsum		4	26		100 %	4,83 (4,44 – 5,24)
	Störungen durch Alkoholkonsum		3	12		0 %	16,90 (12,46 – 22,41)

–: keine Information; *N*: eingeschlossene Personen;
Einschlusskriterien bei Harris and Barraclough (1998): Veröffentlichung in Englisch in PubMed in einem Journal mit peer-review zwischen 1966 und 1992, Verlaufszeitraum mindestens zwei Jahre und weniger als 10 % Patienten, die nicht zur Nachuntersuchung erschienen sind (oder ›loss to follow-up was small‹);
Einschlusskriterien bei Wilcox et al. (2004): Veröffentlichung in Englisch in einem Journal mit Peer-Review in PubMed zwischen 1966 und 2002; Verlaufszeitraum bis zu zwei Jahren und weniger als 10 % der Patienten erschienen nicht zur Nachuntersuchung; sowohl die beobachtete Zahl als auch die erwartete Zahl der Suizide wurde von den Mortalitätsstatistiken der WHO angegeben (WHO 1961, WHO 1962-2002)

Tab. 2.4: Suizidopfer mit Alkoholerkrankung: Ergebnisse aus psychologischen Autopsiestudien

Autoren	Zahl der Suizide	Altersgruppe/ **Kommentare	Kontroll-gruppe	Alkoholmissbrauch oder -abhängigkeit S vs. C	OR (95 % CI)
Barraclough et al. 1974	100	–	–	15 %	–
Arato et al. 1988	200	–	–	20 %	–
Robins et al. 1959[a]	134	–	–	25 %	–
Dorpat und Ripley 1960	114	–	–	27 %	–
Wolfersdorf et al. 1993	454	–	–	28 %	–
Mitterauer 1981	145	–	–	30 %	–
Conwell et al. 1996	141	–	–	56 %	–
Chynoweth et al. 1980	135	–	–	22 % (Abhängigkeit)	–
Cheng 1995	116	–	AB	17 % vs. 17 % (Missbrauch) 28 % vs. 8 % (Abhängigkeit)*	Missbrauch: 1,6 (0,8 – 3,4); Abhängigkeit: 5,5 (2,7 – 11,2)
Foster et al. 1999	117	–	AB	43 % vs. 11 %*	8,4 (3,3 – 21,2)
Vijayakumar und Rajkumar 1999	100	–	AB	34 % vs. 8 %*	–

Tab. 2.4: Suizidopfer mit Alkoholerkrankung: Ergebnisse aus psychologischen Autopsiestudien – Fortsetzung

Autoren	Zahl der Suizide	Altersgruppe/ **Kommentare	Kontroll- gruppe	Alkoholmissbrauch oder -abhängigkeit S vs. C	OR (95 % CI)
Schneider et al. 2006	163	–	AB	22 % vs. 7 %* (15 % vs. 2 % Abhängigkeit)	3,7 (2,1 – 6,3) [Abhängigkeit 8,5 (3,7 – 19,3)]
Kõlves et al. 2006	427	–	AB	51 % vs. 14 % (Abhängigkeit) 10 % vs. 7 % (Missbrauch)	Abhängigkeit: 11,6 (6,6 – 20,7) Missbrauch: 6,8 (3,4 – 13,7)
Gururaj et al. 2004	269	–	AB	35 % vs. 9 %	–
Zhang et al. 2004	66	–	AB	15 % vs. 6 % (Missbrauch)	–
Conner et al. 2003	193	–	AB, SV	20 % vs. 26 % (SV) vs. 5 % (C) (Abhängigkeit)	–
Beskow 1979	271	**nur Männer	–	31 %	–
Asgard 1990	104	**nur Frauen	–	7 %	–
Henriksson et al. 1993	229	**randomisiertes Sample	–	53 %	–

Tab. 2.4: Suizidopfer mit Alkoholerkrankung: Ergebnisse aus psychologischen Autopsiestudien – Fortsetzung

Autoren	Zahl der Suizide	Altersgruppe/ **Kommentare	Kontroll- gruppe	Alkoholmissbrauch oder -abhängigkeit S vs. C	OR (95 % CI)
Lesage et al. 1994	75	**nur Männer (18 – 35)	AB	24 % vs. 5 % (Abhängigkeit)*	5,6 (1,8 – 17,5)
Brent et al. 1996	58	13 – 20	AB	33 % vs. 6 %*	–
Runeson 1989	58	15 – 29	–	31 %	–
Chiu et al. 2004	70	≥ 60	AB	2.9 % vs. 0 % (Abhängigkeit)	–
Waern 2003	85	≥ 65	AB	35 % vs. 2 %* (Männer); 18 % vs. 1 %* (Frauen)	18,4 (3,9 – 86,2, Männer) 9,5 (1,1 – 84,2, Frauen)

–: alle Altersgruppen oder keine Kontrollgruppe oder keine Information; *: »statistisch signifikante Differenz« zwischen Suizidopfern und Kontrollpersonen nach Angaben der Autoren (p < 0,05); [a]: Reanalyse von Robins 1981; AB: Kontrollpersonen aus der Allgemeinbevölkerung; S: Suizidopfer; C: Kontrollpersonen; SV: Personen mit Suizidversuchen

Lesage et al. 1994; Foster et al. 1999; Waern 2003; Gururaj et al. 2004; Kõlves et al. 2006b; Schneider et al. 2006). Das Suizidrisiko war für Alkoholabhängigkeit und -abusus bis auf das Elffache erhöht (Kõlves et al. 2006b; ▸ **Tab. 2.4**).

Obwohl bekannt ist, dass eine Alkoholerkrankung das Suizidrisiko erhöht, ist das Wissen über Risikofaktoren für Suizid bei Alkoholerkrankungen begrenzt. In kontrollierten Studien wurden mehrere akute und chronische Risikofaktoren für Suizid bei Personen mit einer Alkoholerkrankung identifiziert: gegenwärtig schweres Trinken (mindestens 70 g Alkohol/Tag), Major Depression und andere affektive Störungen, Substanzabhängigkeit, Nikotinkonsum von mehr als 20 Zigaretten pro Tag, kürzliches starkes Trinken, Suizidandeutungen und -drohungen, geringe soziale Unterstützung, Partnerschafts- und Beziehungsprobleme, Arbeitslosigkeit, geringe Schulbildung, Alleinleben, höheres Lebensalter und männliches Geschlecht (Murphy et al. 1992; Conner et al. 2003b; Conner et al. 2003a; Schneider et al. 2006).

Das Suizidrisiko stieg im Alter zwischen 20 und 50 Jahren an, unabhängig vom Geschlecht und vom gleichzeitigen Vorliegen einer depressiven Störung (Conner et al. 2003a). Durch Suizid verstorbene Männer mit weißer Hautfarbe, die unter Alkoholproblemen litten, hatten signifikant mehr Risikofaktoren für Suizid als lebende Alkoholkranke (Murphy et al. 1992). Bei stationär behandelten Alkoholkranken war das Suizidrisiko insbesondere beim gleichzeitigen Vorliegen von Persönlichkeitsstörungen und depressiven Störungen erhöht (Duffy und Kreitman 1993). Personen, die Alkohol in missbräuchlicher Art und Weise konsumierten und gewaltsames Verhalten im letzten Jahr zeigten, hatten ein geringeres Suizidrisiko im Vergleich zu Personen, die Alkohol nicht missbräuchlich konsumierten und gewaltsames Verhalten zeigten (Conner et al. 2001).

Sowohl die akuten als auch die chronischen Effekte von Alkoholkonsum haben Einfluss auf suizidales Verhalten. Akuter Alkoholgebrauch kann psychologischen Stress und Aggressivität und die Wahrscheinlichkeit von ungeplantem suizidalen Verhalten erhöhen

33

(Hufford 2001; Swahn et al. 2008). Sowohl für Suizide als auch für Suizidversuche wurde eine große Spannweite des Anteils von Alkohol-positiven Fällen gefunden (Suizide: 10 – 69 %; Suizidversuche: 10 – 73 %; Cherpitel et al. 2004). In toxikologischen Analysen wurde nachgewiesen, dass Suizidopfer, die eine Alkoholkrankheit hatten, signifikant häufiger vor ihrem Suizid Alkohol konsumiert hatten als Suizidopfer ohne Alkoholkrankheit (Pirkola et al. 2000); zudem hatten Suizidopfer mit einer Alkoholkrankheit signifikant häufiger Blutalkoholkonzentrationen (BAK) von mehr als 1,0 Promille zum Zeitpunkt ihres Todes (Pirkola et al. 1997).

2.3.3 Nikotinabhängigkeit und Suizid

Trotz Unterschieden in der Definition von »Rauchen« (z. B. Zahl der gerauchten Zigaretten), Altersgruppen und der Beschränkung auf bestimmte Berufsgruppen, war Rauchen mit einem knapp zweifach erhöhten Suizidrisiko assoziiert, sowohl bei Männern als auch bei Frauen (Harris und Barraclough 1997; Harris und Barraclough 1998). Dieser Zusammenhang zwischen Zigarettenrauchen und Suizid wurde in vielen, auch neueren epidemiologischen Studien gezeigt, obwohl die Ergebnisse nicht eindeutig sind (▶ **Tab. 2.5**). Eine neuere Metaanalyse (Li et al. 2012), in die fünfzehn prospektive Studien mit 2.395 Suiziden bei einer Studienpopulation von fast 1,4 Millionen eingeschlossen wurden, zeigte, dass Zigarettenrauchen das Suizidrisiko bei gegenwärtigen Rauchern signifikant erhöht (RR = 1,81). Darüber hinaus wurde eine dosisabhängige Beziehung zwischen Rauchen und Suizid nachgewiesen: Das Suizidrisiko erhöhte sich um jeweils 24 % für jeweils 10 täglich gerauchte Zigaretten (Li et al. 2012). Außerdem zeigten kontrollierte psychologische Autopsiestudien (Schneider et al. 2005; Hawton et al. 2002), dass Rauchen mit einem erhöhten Suizidrisiko assoziiert war, sogar nach Adjustierung für psychische Erkrankungen (Schneider et al. 2005). Im Gegensatz zu gegenwärtigen Rauchern war das Suizidrisiko bei Ex-Rauchern nur gering erhöht (RR = 1.28; Li et al. 2012).

Der signifikante Zusammenhang zwischen Rauchen und Suizid wurde auch in Studien beobachtet, die für mögliche konfundierende Variablen kontrolliert waren, wie sozioökonomische Position, ethnische Zugehörigkeit, frühere Erkrankungen, Alter, Hautfarbe, Alkoholkonsum, Familienstand, körperliche Betätigung und psychischer Gesundheitszustand (Leistikow et al. 2000; Smith und Phillips 2001; Miller et al. 2000b; Miller et al. 2000a; Bohnert et al. 2014; Schneider et al. 2014). Nach Berücksichtigung anderer Faktoren konnte Rauchen jedoch nicht mehr als Risikofaktor für Suizid identifiziert werden (Hemmingsson und Kriebel 2003). Jedoch war diese Analyse möglicherweise »überadjustiert« (d. h. statistische Adjustierung durch eine große Zahl von Variablen oder Parametern, was zu einem Verlust der Genauigkeit der Ergebnisse führt; Leistikow 2003). Auch nach einer Sensitivitätsanalyse blieb der Zusammenhang zwischen Rauchen und Suizid bestehen (Li et al. 2012).

Es gibt eine Reihe von Faktoren, die dazu beitragen können, bei Rauchern die Suizidalität zu erhöhen (▶ Kap. 4.3.4). Biologische Faktoren wie erniedrigte Serotoninspiegel, eine leichte Hypoxie und Dysregulation der Hypothalamus-Hypophysen-Nebennierenrinden-Achse (HPA-Achse) sowie die enge Beziehung zwischen Rauchen und Depression bzw. anderen psychiatrischen Störungen können das erhöhte Suizidrisiko bei Rauchern erklären. Obwohl die biologischen Erklärungen für den Zusammenhang ›Rauchen und Suizid‹ plausibel sind, kann der Einfluss konfundierender Faktoren nicht komplett ausgeschlossen werden; ein Einfluss von körperlichen Erkrankungen, die Folgeerkrankungen des Rauchens sind, auf das Suizidrisiko ist unwahrscheinlich (Hemmingsson und Kriebel 2003).

2.3.4 Andere substanzbezogene Störungen und Suizid

Zu Störungen durch Konsum anderer Substanzen als Alkohol gibt es hauptsächlich Ergebnisse aus Kohortenstudien. Aus neun Studien aus fünf Ländern mit über 7.500 Menschen mit Opiatkonsum (DSM-III-R) errechneten Harris und Barraclough (1997) ein standardisiertes

Tab. 2.5: Nikotinkonsum und Suizid – Kohortenstudien

Autoren	Land	N*	Verlaufs-zeitraum (Jahre)	Zahl der Suizide	Alters-gruppe**	Anteil Männer	RR (95 % CI) oder andere Messgröße*** für Rauchen
Angst und Clayton 1998	Schweiz	2.768	17	28	19	100 %	≥ 7/Tag: 82 %; Kontrollpersonen 40 %
Bohnert et al. 2014[b]	USA	4.863.086	1040 Tage	4.823	18 – 80+	91,7 %	1,36 (1,27 – 1,46)
Davey Smith et al. 1992[b]	USA	361.662	12	601	35 – 57	100 %	60+/Tag: 3,33 (2,01 – 5,52)
Doll et al. 1980	UK	6.194	22	25	20+	0 %	Erhöhte Suizidmortalität bei Raucherinnen (p < 0,1)
Doll et al. 1994	UK	34.439	40	282	20+	100 %	Jährliche Mortalitätsrate: Nichtraucher: 23/100.000; Raucher > 25/Tag: 57/100.000
Friberg et al. 1973	Schweden	17.825	11	63	36 – 60	–	2,45 (1,44 – 4,16)
Hemenway et al. 1993[b]	USA	121.700	12	133	30 – 55	0 %	1–24/Tag: 1,93 (1,21 – 3,08); 25+/Tag: 4,21 (2,71 – 6,56)
Hemmingson und Kriebel 2003[b]	Schweden	49.323	26	405	18 – 21	100 %	0–13 Jahre Verlauf: 20+: 0,98 (0,53 – 1,82); 14–26 Jahre Verlauf: 20+: 1,31 (0,91 – 1,87)

Tab. 2.5: Nikotinkonsum und Suizid – Kohortenstudien – Fortsetzung

Autoren	Land	N*	Verlaufs- zeitraum (Jahre)	Zahl der Suizide	Alters- gruppe**	Anteil Männer	RR (95 % CI) oder andere Messgröße*** für Rauchen
Iwasaki et al. 2005[b]	Japan	45.209	6 – 10	173	40 – 69	100 %	Gegenwärtig: 1.3 (0,9 – 2,0); 60+ pack years: 2,1 (1,1 – 4,0); 40+/Tag: 1,7 (0,9 – 3,1)
Leistikow et al. 2000[a, b]	USA	82.461	4 – 5	46	18+	–	Raucher: 1,36 (0,60 – 3,12); 25+/Tag: 2,81 (0,95 – 8,31)
Lucas et al. 2013[b]	USA	253.033	18 – 32	457	25 – 75	17,3 %	Raucher: 2,69 (2,11 – 3,42)
Miller et al. 2000[a, b]	USA	314.402	37 Monate (arith. Mittel)	113	–	100 %	21+/Tag: 2,3 (1,2 – 4,6)
Miller et al. 2000b[b]	USA	51.529	8	82	40 – 75	100 %	15+/Tag: 4,3 (2,2 – 8,5)
Paffenbarger et al. 1994[b]	USA	10.201	23 – 27	–	35 – 64	100 %	< 150 g/Woche: 0,79; 150+g/ Woche: 0,47
Rantakallio et al. 1995[b]	Finnland	11.994	28	34	14 – 49	0 %	Jährliche Mortalität: Rauchen während Schwangerschaft: 22; Nichtraucher: 8

Tab. 2.5: Nikotinkonsum und Suizid – Kohortenstudien – Fortsetzung

Autoren	Land	N*	Verlaufs-zeitraum (Jahre)	Zahl der Suizide	Alters-gruppe** (Jahre)	Anteil Männer	RR (95 % CI) oder andere Messgröße*** für Rauchen
Rebholz et al. 2011[a, b]	China	155.666	197	8,3	≥ 40	–	Jemals-Raucher: RR = 0,81 (0,55 – 1,21)
Riala et al. 2007[a, b]	Finnland	10.126	20	55	14	50.1 %	Regelmäßige Raucher: Männer: 4,05 (1,18 – 13,93); Frauen: 0,97 (0,12 – 7,65)
Ross et al. 1990	USA	11.888	–	5	73 (Median)	33 %	Gegenwärtiges Rauchen: 9,6 (1,8 – 50,2)
Schneider et al. 2011[a]	Deutsch-land	12.888	12,0	38	25 – 74	50 %	Regelmäßiges Rauchen: SMR = 2,30 (1,36 – 3,63)
Tanskanen et al. 2000[a, b]	Finnland	36.527	14,4 (arith. Mittel)	165	25 – 64	48,7 %	Gegenwärtiges Rauchen: Männer: 1,77 (1,21 – 2,59); Frauen: 2,17 (0,96 – 4,95)
Tverdal et al. 1993[a, b]	Norwegen	68.825	13,3	183	35 – 49	64,4 %	Pro 10 Zigaretten: Männer: 1,4 (1,0 – 1,9); Frauen: 2,5 (1,2 – 4,9)

–: keine Information; HR: hazard rate ratios; *: Zahl der Patienten; **: Alter bei Studienbeginn; ***: Zigaretten [a] Repräsentativität für die Allgemeinbevölkerung; [b] Adjustierung für andere Variablen, z. B. Alter, Geschlecht, Schulbildung, systolischer Blutdruck u. a.

Sterblichkeitsverhältnis von 14,0. In einer neueren Metaanalyse wurde nahezu das gleiche Ergebnis gefunden (SMR = 13,5; Wilcox et al. 2004). Heroinkonsumenten, die an einem Methadonsubstitutionsprogramm teilnahmen, hatten ein 18,4-mal höheres Suizidrisiko als die Allgemeinbevölkerung, wobei dieses bei Frauen stärker erhöht war (SMR = 27,0) (Lee et al. 2013). Weibliches Geschlecht, Depression und Psychopathologie (depressive Stimmung, inadäquates Verhalten, Suizidabsicht, Furcht vor psychischer Desintegration, Einsicht in die Psychopathologie, hohe Selbsterwartungen) waren mit Suizid bei Heroinkonsumenten assoziiert (Darke und Ross 2002). Ergebnisse zum Zusammenhang zwischen Störungen durch Opioidkonsum und Suizid könnten jedoch durch eine Missklassifikation von Suizid als unabsichtliche Überdosierung oder vice versa verfälscht sein.

Für eine Störung durch Konsum von Sedativa, Hypnotika und Anxiolytika (DSM-III-R) war das Suizidrisiko stark (SMR = 20,3; Harris und Barraclough 1997) und bei Opiat- und Kokainkonsum am stärksten erhöht. Akuter Kokaingebrauch führt am häufigsten von allen illegalen Drogen zu Suiziden (Petit et al. 2012). In einer Metaanalyse für ›gemischten Drogenkonsum‹ wurde von Wilcox et al. (2004) ein 16-fach erhöhtes Suizidrisiko ermittelt; bei Konsum illegaler Drogen erhöht offenbar der zusätzliche Konsum von Alkohol das Suizidrisiko (Kittirattanapaiboon et al. 2014).

Cannabiskonsumenten, die stationär behandelt wurden, hatten innerhalb von vier Jahren ein vierfach erhöhtes Suizidrisiko nach Ausschluss von Konsum von Opioiden, Kokain, Amphetaminen oder intravenösem (i. v.) Drogenkonsum (SMR = 4,8; Arendt et al. 2013). Junge Männer mit Cannabiskonsum hatten nach einem Verlauf von 15 Jahren ein 3,9-mal höheres Suizidrisiko als die Allgemeinbevölkerung (Andreasson und Allebeck 1990). Jedoch war diese Assoziation nach Berücksichtigung für konfundierende Variablen (z. B. Kindheit, psychische Anpassung, soziale Beziehungen, Verwendung psychotroper Medikation bei den Eltern, Alkoholkonsum, Rauchen, psychiatrische Diagnosen zum Zeitpunkt der Rekrutierung, IQ und Konsum anderer Drogen) bei einem Verlaufszeitraum von bis zu 33 Jahren nicht mehr signifikant (Price et al. 2009). Benzodiazepine werden in jüngeren Jahren selten als einziges Suchtmittel konsumiert. Sie sind aufgrund ihrer hohen therapeutischen Breite ›sichere‹ Arzneimittel. Allerdings können Benzodiazepine in Kombination mit anderen zentral wirksamen Arzneimitteln wie Methadon und Alkohol zum Tod führen (z. B. Bernard et al. 2013). Studien zum Zusammenhang von Suizid und Konsum von Benzodiazepinen, die alle Altersklassen einschließen, liegen nicht vor.

2.3.5 Suizid und psychiatrische Komorbidität bei Suchterkrankungen

Komorbidität zwischen Störungen durch Substanzkonsum oder einzelnen Suchterkrankungen und anderen psychischen Erkrankungen sind häufig. In der taiwanesischen Studie mit der Methode der psychologischen Autopsie hatten 41 % der Suizidopfer mit Persönlichkeitsstörungen eine Komorbidität mit Substanzabhängigkeit und 74 % der Suizidopfer mit Substanzabhängigkeit hatten gleichzeitig eine Persönlichkeitsstörung (Kontrollpersonen: 67 %; Cheng et al. 1997). Suizidopfer mit einer Komorbidität hatten am häufigsten Major Depression mit einer Störung durch Substanzkonsum, gefolgt von Double Depression (Dysthymie mit zusätzlicher Major-Depression-Episode) mit Störungen durch Substanzkonsum (26 %; Cheng 1995). Komorbidität von Depression und Störungen durch Substanzkonsum war mit dem höchsten Suizidrisiko assoziiert (ebd.).

In einer randomisierten Stichprobe von 229 Suizidopfern aus dem Nationalen Suizidpräventionsprogramm in Finnland hatten 61 % aller Suizidopfer mit Persönlichkeitsstörungen zusätzlich Störungen durch den Konsum psychotroper Substanzen und 39 % litten sowohl an Störungen durch psychotrope Substanzen als auch an depressiven Syndromen (Isometsä et al. 1996).

Conwell et al. (1996) fanden, dass 14 % aller Suizidopfer eine Komorbidität von Substanzabhängigkeit mit Major Depression hatten und dass bei 43 % aller Suizidopfer, die unter einer Suchterkrankung litten, gleichzeitig auch eine affektive Störung diagnostiziert wurde.

Foster et al. (1997) berichteten, dass 89 % aller Suizidopfer mit Alkoholabhängigkeit eine Komorbidität mit einer anderen Achse-I-Störung aufwiesen. Im ›National Suicide Prevention Project in Finland‹ litten 7 % aller Suizidopfer unter einer Komorbidität von Alkoholabhängigkeit und Major Depression (Henriksson et al. 1993). Unter den Suizidopfern mit Alkoholabhängigkeit hatten 22 % Major Depression und 26 % eine anderweitig klassifizierte Depression (Henriksson et al. 1993). Brådvik et al. (2010) fanden in der Lundby-Studie bei der Katamnese nach 61 Jahren, dass unter den depressiven Suizidopfern 31 % gleichzeitig eine Alkoholerkrankung hatten. Im nationalen finnischen Suizidpräventionsprojekt hatten 14 % eine Komorbidität von Alkoholabhängigkeit und Persönlichkeitsstörung (Henriksson et al. 1993).

Die kumulative Inzidenz von Suizid 36 Jahre nach dem ersten psychiatrischen Kontakt wurde durch Komorbidität von Suchterkrankungen mit anderen psychischen Erkrankungen erhöht, bei Männern am stärksten bei bipolaren affektiven Störungen (Männer: 10,0 %, Frauen: 7,1; Nordentoft et al. 2011).

Auch bei Jugendlichen war Komorbidität von Substanzmissbrauch und affektiven Störungen mit einem hohen Suizidrisiko assoziiert ($OR = 17{,}0$; Brent et al. 1993). Conwell et al. (1996) zeigten, dass mit steigendem Lebensalter bei Alkoholkrankheit oder Drogenkonsum mit Komorbidität mit einer affektiven Störung, insbesondere einer Depression, das Suizidrisiko stark zunahm: In der Altersgruppe von 75 bis 92 Jahren hatten alle fünf durch Suizid Verstorbenen mit einer Suchterkrankung auch unter einer affektiven Störung gelitten. Conner et al. (2003a) fanden, dass Komorbidität von depressiven Störungen und Alkoholabhängigkeit das Suizidrisiko um das 4-Fache bei 20-Jährigen und um mehr als das 82-Fache bei über 50-Jährigen erhöhte. Das Suizidrisiko für Personen, die weder unter Alkoholabhängigkeit noch unter affektiven Störungen litten, nahm mit zunehmenden Lebensalter ab (Conner et al. 2003a).

2.3.6 Pathologisches Glückspiel und Suizid

Aus ökologischen Studien (auch sogenannte aggregierte Studien, d. h. auf Ebene von Regionen und Bevölkerungsgruppen) und aus Querschnittstudien gibt es Hinweise für ein erhöhtes Suizidrisiko in Regionen mit Spielkasinos (Phillips et al. 1997); jedoch ist nicht sicher erwiesen, dass in diesen Regionen nach Eröffnen eines Spielkasinos die Suizidraten anstiegen (McCleary et al. 2002).

In Hongkong zeigten 19,4 % aller Suizidopfer pathologisches Glückspielverhalten (Wong et al. 2010b). Durch Suizid verstorbene Glückspieler mit Schulden waren häufiger männlich, verheiratet, 30 bis 49 Jahre alt und berufstätig als andere Suizidopfer, waren seltener psychisch krank und hatten häufiger auch andere, nicht glückspielbedingte Schulden als Glückspieler ohne Schulden, die sich suizidiert hatten. Die Schulden waren meist nicht bezahlbar (Wong et al. 2010a). Pathologische Spieler litten häufiger unter einer Persönlichkeitsstörung und hatten signifikant seltener Kontakt zum psychiatrischen Hilfesystem (Séguin et al. 2010).

2.3.7 Einfluss des Geschlechts

Psychologische Autopsiestudien zeigten, dass nahezu ein Drittel aller Männer und ungefähr 15 % aller Frauen, die durch Suizid verstarben, unter Suchterkrankungen litten, allerdings mit einer großen Spannweite des Anteils unter allen Suizidopfern (Robins et al. 1959; Barraclough et al. 1974; Beskow 1979; Rich et al. 1988; Arato et al. 1988; Asgard 1990; Henriksson et al. 1993; Wolfersdorf et al. 1993; Lesage et al. 1994; Cheng 1995; Shaffer et al. 1996; Foster et al. 1999; Kõlves et al. 2006b; Brent et al. 1999; Schneider et al. 2006). Arsenault-Lapierre et al. (2004) fanden, dass das Risiko für die Diagnose irgendeiner Suchterkrankung bei männlichen Suizidopfern fast viermal höher war als bei weiblichen ($OR = 3,6$). Die Diagnosen ›Alkoholkrankheit‹ ($OR = 2,2$) und ›andere Störungen durch Substanzkonsum‹ ($OR = 2,0$) waren bei Suizidopfern ebenfalls mit männlichem Geschlecht assoziiert (Arsenault-Lapierre et al. 2004). Das besonders auffällige Verhältnis von Männern zu Frauen bei alkoholabhängigen Suizidopfern (bis 9:1), das in älteren Studien beschrieben wurde, zeigte sich in neueren Untersuchungen nicht.

Bei Suizidopfern mit einer Abhängigkeit von psychoaktiven Substanzen waren frühere Suizidversuche, ›Intoxikation‹ als Suizidmethode, ein höherer beruflicher Status und eine Cluster-B-Persönlichkeitsstörung (z. B. Borderline-Persönlichkeitsstörung) mit weiblichem Geschlecht assoziiert (Pirkola et al. 1999); zudem waren weibliche Suizidopfer signifikant häufiger von verschreibungspflichtigen Medikamenten abhängig als männliche Suizidenten (Pirkola et al. 1999). Weibliche Suizidopfer, die von psychoaktiven Substanzen abhängig waren, waren signifikant jünger, zeigten häufiger Alkoholintoxikationen zum Zeitpunkt ihres Todes und benutzten weniger gewaltsame Suizidmethoden als nichtabhängige weibliche Suizidopfer (Pirkola 1999).

2.3.8 Einfluss des Alters

Der Zusammenhang zwischen Suizid und Suchterkrankungen im Alter wurde – auch aufgrund der hohen Suizidraten im Alter in den meisten Ländern – sehr häufig untersucht.

Der Anteil von Personen mit Suchterkrankungen war bei durch Suizid Verstorbenen in jüngeren Altersgruppen höher als in älteren Altersgruppen (► **Tab. 2.2**). Auch innerhalb derselben Kohorte von Suizidopfern war der Anteil von Suchtkranken in den höheren Altersgruppen niedriger als in den mittleren oder jüngeren Altersgruppen (Henriksson et al. 1993; Henriksson et al. 1995; Conwell et al. 1996; Kõlves et al. 2006b; Schneider et al. 2009a; Pompili et al.

43

2008). Insbesondere im mittleren Lebensalter ist das Suizidrisiko bei Suchterkrankungen und Alkoholkrankheit erhöht (Schneider et al. 2009a; De Leo et al. 2013; Kõlves et al. 2006b), vor allem bei Männern (Schneider et al. 2009a; Kõlves et al. 2006b), wobei Männer im Alter von über 40 Jahren ein höheres Suizidrisiko als jüngere hatten (Rossow und Amundsen 1995). Bei Adoleszenten und jungen Erwachsenen nahm der Anteil der Suizidopfer, bei denen eine Suchterkrankung vorlag, mit steigendem Alter zu (Shaffer et al. 1996).

In einer Reihe von Studien mit der Methode der psychologischen Autopsie litten zwischen 19 % und 46 % aller ›älteren‹ Suizidopfer unter einer Suchterkrankung (▶ Tab. 2.6). Auch im Alter wurden Suchterkrankungen und insbesondere eine Alkoholerkrankung als Risikofaktoren für Suizid identifiziert (▶ Tab. 2.2 und ▶ Tab. 2.6). Waern (2003) fand bei Suizidopfern im Alter von über 65 Jahren, die an einer Alkoholerkrankung litten, häufiger eine nicht gewaltsame Suizidmethode, einen positiven Alkoholnachweis post mortem (63 %) und seltener eine schwere körperliche Erkrankung als bei Suizidopfern ohne Alkoholerkrankung; bezüglich Suizidversuchen in der Vorgeschichte, Vorliegen eines Abschiedsbriefes, einer begleitenden affektiven Störung, einer Angsterkrankung, einer psychotischen Störung, Demenz und der Behandlung einer affektiven Störung im vergangenen Jahr lagen keine Unterschiede vor (Waern 2003). Conner et al. (1999) stellten bei über 50 Jahre alten Männern mit Alkoholabhängigkeit, die sich das Leben genommen hatten, häufiger als bei jüngeren Alkoholabhängigen affektive Störungen, ernsthafte medizinische Probleme, seltener Trennungen und Arbeitslosigkeit fest. Affektive Störungen erhöhen offenbar mit zunehmendem Lebensalter bei Vorliegen einer Alkoholabhängigkeit das Suizidrisiko stark: Bei Komorbidität einer depressiven Störung mit einer Alkoholabhängigkeit war das Suizidrisiko im Alter von 20 Jahren 4,5-mal, im Alter von 50 Jahren 83,4-mal gegenüber Gesunden erhöht; hingegen nahm das Suizidversuchsrisiko zwischen den beiden Altersgruppen nicht in diesem Ausmaß zu (Conner et al. 2003a).

Tab. 2.6: Anteil von Suizidopfern mit Störungen durch Konsum von Alkohol und anderen psychotropen Substanzen (ICD-10: F1), mit Abhängigkeit von Alkohol und anderen psychotropen Substanzen (ICD-10: F1x.2x) und mit Störungen durch Konsum von Alkohol (ICD-10: F10.xx) bei ›psychological autopsy‹-Studien bei Älteren

Autoren	Zahl der Suizide	Anteil Männer	Alter	F1x.xx	F1x.2x
Barraclough 1971	30	–	65+	–	3 %
Clark und Clark 1993	54	–	65+	19 %	19 %
Conwell et al. 1991	18	83 %	50+	43 %	–
Carney et al. 1994	49	59 %	60+	22 %	–
Henriksson et al. 1995	43	79 %	60+	30 %	25 %
Conwell et al. 1996	50	74 %	55+	46 %	42 %
	14	74 %	75+	27 %	7 %
Conwell et al. 2000	42	71 %	50+		18 %
Harwood et al. 2001	100 (54)	41 %	60+	10 %	5 % (4 % vs. 0 %)
Beautrais 2002	31	–	55+	14 %	–
Waern et al. 2002	85	54 %	65+	27 % (OR = 43,1, 95 % CI 5,6 – 329,7)	–
Waern 2003	46	100 %	65+	–	35 % (OR = 18,4, 95 % CI 3,9 – 86,2)

Tab. 2.6: Anteil von Suizidopfern mit Störungen durch Konsum von Alkohol und anderen psychotropen Substanzen (ICD-10: F1), mit Abhängigkeit von Alkohol und anderen psychotropen Substanzen (ICD-10: F1x.2x) und mit Störungen durch Konsum von Alkohol (ICD-10: F10.xx) bei ›psychological autopsy‹-Studien bei Älteren – Fortsetzung

Autoren	Zahl der Suizide	Anteil Männer	Alter	F1x.xx	F1x.2x
	39	0 %	65+	–	18 % (OR = 9,5, 95 % CI 1,1 – 84,2)
Kõlves et al. 2006	39	100 %	60+	–	(F10.2) 51 % (OR = 6,2, 95 % CI 2,0 – 9,8)
Pompili et al. 2008	99	77 %	65+	32 %	2 %
Voaklander et al. 2008	602	72 %	66+	–	3 % (OR = 6,4, 95 % CI 3,2 – 12,9)
De Leo et al. 2013	73	–	60+	11 %	–

F10.2: Alkoholabhängigkeit; –: keine Information

Über 65 Jahre alte Patienten, die wegen einer Suchterkrankung stationär behandelt wurden, nahmen sich in der Folgezeit nicht rascher das Leben als Patienten mit anderen psychischen Erkrankungen (Karvonen et al. 2008).

Die Abhängigkeit von Benzodiazepinen spielt im Alter eine wichtige Rolle, insbesondere bei älteren Frauen. Leider gibt es zum Zusammenhang zwischen Benzodiazepinen und Suizid bei Älteren kaum Erkenntnisse. Voaklander et al. (2008) fanden in einer Fall-Kontroll-Studie in British Columbia, dass Benzodiazepine die Substanzen waren, die Suizidopfer am häufigsten in den letzten dreißig Tagen vor ihrem Tod verordnet bekommen hatten ($n = 171$; 28,4 %) und dass die Einnahme von Benzodiazepinen mit einem ungefähr vierfach erhöhten Suizidrisiko assoziiert war, auch nach Adjustierung für Komorbidität und demografische Variablen ($OR = 4{,}5$).

2.4 Suchterkrankungen und Suizidversuche

Zu Suizidversuchen bei Suchterkrankungen gibt es deutlich weniger Literatur als zu vollendeten Suiziden bei Suchterkrankungen.

Es ist schwierig, nicht tödliche suizidale Handlungen richtig einzuordnen. Studien zeigten, dass Selbstverletzungen nicht notwendigerweise auf den Wunsch zu sterben hindeuten. Ein Suizidversuch kann daher auch als eine Manipulation der sozialen Umwelt oder als ein ›Schrei nach Hilfe‹ angesehen werden (Stengel 1967). Feuerlein (1971) schlug vor, dass suizidale Handlungen im Hinblick auf ihre Absicht in drei Gruppen klassifiziert werden können: ›ernsthafter Suizidversuch‹, ›suizidale Geste‹ und ›suizidale Pause‹. Später wurde dann der Begriff ›Parasuizid‹ verwendet (z. B. WHO 1986). Jedoch ist die Definition des Begriffs ›Parasuizid‹ komplex (Felber 1993). Schließlich wurde wieder hauptsächlich der Terminus ›Suizidversuch‹ angewandt. Dieser Begriff ist jedoch rein deskriptiv und sagt nichts über die Absicht der Person aus, die die selbstschädigende Handlung ausführt.

Neben den Schwierigkeiten der Begriffsbestimmung ›Suizidversuch‹ gibt es weitere methodische Schwierigkeiten: Es existieren keine nationalen Register, die Suizidversuche erfassen. Bestenfalls gibt es Register, die einzelne territoriale Gebiete oder bestimmte Krankenhäuser einschließen. Darüber hinaus muss von einer hohen Dunkelziffer bei Suizidversuchen ausgegangen werden. Neuere Ergebnisse zu Suizidversuchen gibt es beispielsweise aus dem von der WHO ins Leben gerufenen SUPRE-MISS Survey, der in fünf Kontinenten durchgeführt wird (Bertolote et al. 2005).

2.4.1 Alkoholerkrankung und Suizidversuche

Eine europäische epidemiologische Untersuchung zeigte, dass Alkoholabhängigkeit ein Risikofaktor für suizidales Verhalten ist (Bernal et al. 2007). In einer schwedischen Katamnesestudie über 25 Jahre war das Risiko von Suizidversuchen bei Alkoholkranken gegenüber der Normalbevölkerung etwa 27-fach erhöht (Rossow et al. 1999).

16 % bis 29 % aller Alkoholabhängigen führten Suizidversuche durch, 85 % unter Intoxikation (Pirkola et al. 2004). Insgesamt geschehen Suizidversuche unter Alkoholeinfluss häufig; bei 54,3 % der aufgrund eines Suizidversuchs stationär aufgenommen Patienten wurde eine Alkoholintoxikation (BAK > 1 g/l) festgestellt (Wetterling und Schneider 2013).

In einer Stichprobe von 250 zur Entgiftung aufgenommenen Alkoholkranken berichteten 29,2 % über vorangegangene Suizidversuche. In den 12 Monaten nach der Entgiftung hatten 14,1 % Suizidgedanken und 5,4 % einen Suizidversuch unternommen (Driessen et al. 1998). Angst- und depressive Störungen waren die stärksten Risikofaktoren für suizidales Verhalten. Diese Ergebnisse stimmen mit anderen Untersuchungen überein, die zeigen, dass depressive Störungen, Aggressivität, sozialer Stress, vorangegangene Suizidversuche sowie sexueller, emotionaler und körperlicher Miss-

brauch wichtige Risikofaktoren für suizidales Verhalten bei Alkoholkranken sind (Kelly et al. 2001; Preuss et al. 2003; Sher 2006; Conner
et al. 2007; Wojnar et al. 2008; Yaldizli et al. 2010; Buri et al. 2009;
Petersen et al. 2009; Bacskai et al. 2009). In größeren Stichproben
ließen sich aber keine einheitlichen Faktoren für Suizidgedanken und
Suizidversuche herausarbeiten (Conner et al. 2007). Die Suizidversuche von Alkoholkranken weisen oft einen impulsiven Charakter auf
(Koller et al. 2002; Conner et al. 2006). Impulsiv verübte Suizidversuche sind mit einer erhöhten Impulsivität im Verhalten assoziiert
(Wojnar et al. 2009). Bei Alkohol- oder auch Drogenkonsum fiel das
Risiko für einen Suizidversuch nach einer stationären Behandlung
nach zwei Wochen ab, war aber auch nach mehr als einem Jahr nach
der stationären Behandlung immer noch erhöht (Christiansen und
Jensen 2009).

Pfaff et al. (2007) bestätigten auch für ältere Menschen, dass
diejenigen, die Alkohol häufiger in größeren Mengen trinken,
signifikant häufiger Suizidversuche in der Vorgeschichte haben. Über
70 Jahre alte stationär behandelte Patienten mit einer Alkoholerkrankung hatten tendenziell häufiger Suizidversuche verübt (Koller
et al. 2002), waren jedoch beim ersten Suizidversuch signifikant
jünger als Patienten mit anderen psychischen Erkrankungen (Morin
et al. 2013). Zudem erhöhten bei Patienten mit einer Alkoholerkrankung schwere zwischenmenschliche negative Lebensereignisse das
Risiko für einen Suizidversuch um fast das fünffache ($OR = 5,50$;
Conner et al. 2012b). Darüber hinaus prädizierten der Schweregrad
des Trinkens und eine höhere Trinkfrequenz Suizidabsichten unter
alkoholabhängigen Personen und sind offensichtlich partielle oder
komplette Mediatoren der Beziehung zwischen Trinken und
Suizidalität (Conner et al. 2011).

2.4.2   Nikotinabhängigkeit und Suizidversuche

Nikotinabhängigkeit erhöhte das Risiko für Suizidversuche um das
knapp Einfache, auch nach Adjustierung für soziodemografische

Faktoren und andere psychische und körperliche Erkrankungen (Yaworski et al. 2011). Bronisch et al. (2008) fanden bei Jugendlichen und jungen Erwachsenen, dass nach durchschnittlich 20 Monaten Rauchen und Nikotinabhängigkeit das Risiko für Suizidversuche erhöht war (ORs zwischen 3,1 und 4,5). Frühere Suizidalität war jedoch nicht mit späterem Rauchen oder Nikotinabhängigkeit assoziiert.

2.4.3 Andere substanzbezogene Störungen und Suizidversuche

Über andere psychotrope Substanzen und Suizidversuche gibt es relativ wenige Studien. Die meisten dieser Untersuchungen beschäftigen sich mit suizidalem Verhalten bei jungen Menschen, die gleichzeitig eine psychische Erkrankung haben und einen Drogenmissbrauch betreiben. In einer größeren Kohorte hatten 21,9 % der untersuchten Drogenabhängigen schon einmal einen Suizidversuch unternommen (Wines Jr. et al. 2004). Suizidversuche waren bei Drogenkonsumenten gehäuft mit weiblichem Geschlecht (adjustierte Odds Ratio [aOR] = 5,4), drogeninduzierter affektiver Störung (aOR = 9,5) und primärer affektiver Störung (aOR = 8,3) assoziiert (Wang et al. 2012). Bei den Konsumenten illegaler Substanzen sind depressive Erkrankungen und soziale Stressoren, insbesondere ein ›broken home‹, als Risikofaktoren für Suizidversuche anzusehen (Wines Jr. et al. 2004).

In einer Studie, die 726 Opioidabhängige einschloss, hatten diese signifikant häufiger Suizidversuche (31 % vs. 20 %, OR = 1,7) und auch multiple Suizidversuche (19 % vs. 11 %, OR = 1,6) als nicht opioidabhängige Kontrollpersonen verübt (Maloney et al. 2007). Von allen Substanzen erhöhten Opiate das Risiko für Suizidversuche bei jungen Erwachsenen am stärksten (Wong et al. 2013). Suizidversuche waren bei Opioidabhängigkeit mit jüngerem Lebensalter bei Beginn des Heroinkonsums, Suizid in der Familienanamnese, höheren Aggressionsscores, Symptomen einer Borderline-Persönlichkeitsstörung und Impulsivität assoziiert (Trémeau et al. 2008; Maloney et al. 2009). Es gibt Hinweise dafür, dass mindestens elfmaliger Konsum von Cannabis im vergangenen Jahr als Risikofaktor für suizidales Verhalten anzusehen ist ($OR = 2{,}9$, 95 % CI $1{,}3 - 6{,}1$; Pedersen 2008). Eine andere Studie konnte Cannabiskonsum nur zusammen mit Konsum anderer illegaler Drogen als Prädiktor für Suizidversuche bei Studenten nachweisen (Rasic et al. 2013).

Glasner-Edwards et al. (2008) identifizierten bei Patienten mit Methamphetaminabhängigkeit eine stärker ausgeprägte Depressivität (gemessen mit dem Beck Depressionsinventar; > 20 Punkte; $OR = 1{,}8$), weibliches Geschlecht ($OR = 2{,}1$), intravenösen Methamphetaminkonsum ($OR = 2{,}3$), frühere psychiatrische Krankenhausaufenthalte ($OR = 1{,}8$) und schwere Depression im Laufe des Lebens ($OR = 3{,}1$) als Risikofaktoren für Suizidversuche. Marshall et al. (2011) fanden unter 1.873 i. v. Drogenkonsumenten lediglich Methamphetamininjektion als Risikofaktor für Suizidversuche, wobei häufigerer Methamphetaminkonsum mit einem etwas höheren Risiko assoziiert war (HR $= 2{,}7$) als seltenere Methamphetamininjektionen (HR $= 2{,}1$).

Bei Patienten im Alter von über 65 Jahren mit Benzodiazepinmissbrauch oder -abhängigkeit war ein Suizidversuch deutlich häufiger der Grund für die Einweisung in eine psychiatrische Klinik als bei Patienten ohne Benzodiazepinmissbrauch oder -abhängigkeit (Wetterling und Schneider 2012).

Prädiktoren für Suizidversuche bei Ehefrauen von Drogenkonsumenten waren eine eigene Drogenvorgeschichte, körperlicher Missbrauch durch den Ehemann, Angst und Depression (Noori et al. 2013).

2.4.4 Pathologisches Glückspiel und Suizidversuche

Repräsentative bevölkerungsbezogene Studien fanden ein erhöhtes Risiko für Suizidversuche bei pathologischem Glückspiel ($OR = 3{,}4$,

51

Newman und Thompson 2007), auch bei Jugendlichen (Feigelman et al. 2006). Jedoch konnte bei Berücksichtigung anderer psychischer Erkrankungen (mit Ausnahme einer Depression) kein erhöhtes Risiko für Suizidversuche mehr nachgewiesen werden (Newman und Thompson 2003). Arbeitslosigkeit, längere Dauer einer ›Abstinenz‹, Komorbidität und häufigere stationäre Behandlungen waren mit einem erhöhten Risiko für Suizidversuche assoziiert (Thon et al. 2014).

3

Klinik, Verlauf, Prognose

3.1 Suchterkrankungen

3.1.1 Begriffsbestimmung und Klinik

Der Begriff ›Sucht‹ ist nicht klar definiert und es gibt im medizinisch-psychologischen Bereich kein allgemein akzeptiertes Konzept für eine Sucht. Es wird unterschieden zwischen der Sucht nach einer psychotropen Substanz, z. B. Alkohol, (sogenannte stoffgebundene Süchte) und nicht stoffgebundenen Süchten, z. B. Spielsucht, Internetsucht, etc.

Als psychotrope Substanzen (oft auch Suchtstoffe genannt) werden Stoffe bezeichnet,

* die von außen dem Körper zugeführt werden (oral, nasal, intravenös, etc.)
* in den natürlichen Ablauf des Zentralnervensystems (ZNS) eingreifen und
* Stimmungen, Gefühle und Wahrnehmungen beeinflussen, also Veränderungen des psychischen Befindens verursachen.

Bei den psychotropen Substanzen handelt sich um eine Gruppe von chemisch sehr heterogenen Stoffen (► Tab. 3.1), die z. B. in einigen Pflanzen enthalten sind, aus denen sie gewonnen werden können. Einige psychotrope Substanzen werden durch gezielte chemische Synthesen erzeugt (›Designer-Drogen‹, z. B. Ecstasy, LSD).

Tab. 3.1: Klassifizierung psychotroper Substanzen nach ICD-10 (WHO 1993)

Psychische und Verhaltensstörungen durch psychotrope Substanzen (F10-F19)
F10.- Störungen durch Alkohol
F11.- Störungen durch Opioide
F12.- Störungen durch Cannabinoide
F13.- Störungen durch Sedativa oder Hypnotika
F14.- Störungen durch Kokain
F15.- Störungen durch andere Stimulantien (z. B. Ecstacy) einschl. Koffein
F16.- Störungen durch Halluzinogene (z. B. LSD)
F17.- Störungen durch Tabak
F18.- Störungen durch flüchtige Lösungsmittel
F19.- Störungen durch multiplen Substanzgebrauch und Konsum anderer psychotroper Substanzen

Der Konsum einer psychotropen Substanz kann vielfältige Effekte bei dem Konsumenten bewirken. Grundsätzlich sind zu unterscheiden:

* Akuteffekte bis hin zu Intoxikationserscheinungen
* Effekte bei längerem Konsum

Die klinische Symptomatik bei Konsum psychotroper Substanzen ist sehr unterschiedlich. Sie hängt von der konsumierten psychotropen Substanz, der Menge der konsumierten Substanz und dem zeitlichen Abstand vom letzten Gebrauch der Substanz, also letztlich weitgehend von der Konzentration der Substanz im Körper bzw. im Zentralnervensystem, ab. Hinsichtlich detaillierterer Informationen über die klinische Symptomatik (z. B. Intoxikationen und Entzugssymptome) bei den einzelnen psychotropen Substanzen (siehe DSM-5) wird auf die Bände dieser Buchreihe verwiesen (Daumann und Gouzoulis-Mayfrank 2015, weitere in Vorbereitung).

3.1.2 Komorbidität

Zur Problematik der psychiatrischen Komorbidität von Suchtkranken wird auf das entsprechende geplante Werk aus dieser Buchreihe verwiesen sowie auf Walter und Gouzoulis-Mayfrank (2013).

Wenn bei einer Person gleichzeitig zwei oder mehr psychiatrische Störungen bekannt sind, wird dies in der wissenschaftlichen Literatur meist als Komorbidität bezeichnet. Zu unterscheiden ist dabei zwischen:

* Gebrauch von mehreren Substanzen (›Polytoxikomanie‹)
* Substanzgebrauch und psychische Erkrankung (›Doppeldiagnosen‹)
* Substanzgebrauch und Persönlichkeitsstörung

Dabei ist zu berücksichtigen, dass psychische Störungen sowohl im Rahmen einer Intoxikation mit der Substanz und/oder im Entzug von der Substanz auftreten können (siehe Übersicht in DSM-5; APA 2013). Ferner ist zu beachten, dass zahlreiche psychotrope Substanzen zu pathologischen Veränderungen des Zentralnervensystems

55

führen können. Diese Gehirnschädigungen können weitere psychiatrische Störungen verursachen (z. B. amnestisches (Korsakoff-) Syndrom bei chronischem Alkoholkonsum).

Die Angaben zur Häufigkeit einer Komorbidität sind davon abhängig, welche Diagnose zur Stichprobendefinition (Suchterkrankung oder psychiatrische Erkrankung) benutzt wird. Im Folgenden werden nur Studien mit Suchterkrankung als Ausgangspopulation berücksichtigt.

Mehrfachabhängigkeit

Der Gebrauch mehrerer psychotroper Substanzen (Synonym: polyvalente Abhängigkeit; ICD-10: F19.x) ist sowohl nebeneinander als auch nacheinander nicht selten anzutreffen. Insbesondere Konsumenten von illegalen Drogen gebrauchen häufig auch noch andere Substanzen. Mitunter werden Drogen auch gezielt zusammen konsumiert, z. B. ›Speedball‹ (i. v. Spritze aus Heroin und Kokain).

Ein hoher Anteil der Alkoholkranken ist Raucher (Diehl und Scherbaum 2008). Es gibt vielfältige Wechselwirkungen zwischen Nikotin- und Alkoholkonsum (ebd.). In Experimenten ließ sich eine wechselseitige Verstärkung des Verlangens nach Alkohol bzw. Nikotin nachweisen. Da Cannabis vorwiegend als Joint konsumiert wird, liegt bei Cannabis- auch meist ein Nikotingebrauch vor.

Ein erheblicher Anteil der Alkoholabhängigen nimmt Benzodiazepine ein, ohne dass hierfür eine eindeutige medizinische Indikation besteht. Vielfach werden die Medikamente auf nicht legalem Weg beschafft. Oft werden die Benzodiazepine auch durch falsche Angaben bei Hausärzten beschafft. Nicht selten werden je nach Verfügbarkeit beide Substanzen abwechselnd konsumiert.

Ein erheblicher Teil der Konsumenten illegaler Drogen und auch substituierte Opiatabhängige trinken Alkohol in größeren Mengen (Backmund et al. 2003). Viele Konsumenten illegaler Drogen, insbesondere von Opiaten, die ähnlich wie Alkohol einen deutlich sedierenden Effekt aufweisen, steigen bei Abstinenz von illegalen Drogen auf die ›legale Droge‹ Alkohol um.

Sucht und andere psychische Erkrankungen

Viele Konsumenten von psychotropen Substanzen führen oft psychische Probleme, vor allem Ängste, Stress oder eine depressive Stimmung als Grund für ihren erhöhten Konsum und/oder Rückfälle an. Viele Untersuchungen haben gezeigt, dass Substanzabhängigkeit und andere psychische Störungen gehäuft gemeinsam auftreten. In der Literatur werden teilweise sehr hohe Prävalenzzahlen für psychische Störungen bei Substanzabhängigen genannt. Dabei ist aber zu berücksichtigen, dass in diesen Studien aus den USA meist die Lebenszeitprävalenz angegeben wird.

Bei der Bestimmung der aktuellen psychiatrischen Komorbidität treten erhebliche methodische Probleme auf (z. B. Schuckit et al. 1997). Beispielsweise wurden in vielen Studien die Patienten bereits in den ersten Wochen nach einem Entzug untersucht. In dieser Zeit kann oft nicht sicher differenziert werden, ob die psychopathologische Symptomatik noch auf einen protrahierten Entzug zurückgeht oder Ausdruck einer psychischen Störung ist.

Da sowohl die Symptomatik als auch die Entstehungsbedingungen psychischer Störungen und einer Substanzabhängigkeit vielfältig sind, gibt es keine eindeutigen pathogenetischen Zusammenhänge. Zu diskutieren sind folgende Möglichkeiten:

1. Die psychotrope Substanz selbst verursacht psychische Symptome (pharmakologische Wirkung).
2. Psychische Symptome treten im (protrahierten) Entzug auf.
3. Der Substanzkonsum ist während der Prodromalphase erhöht, z. B. bei Auftreten der ersten Symptome einer affektiven Störung, besonders bei einer Manie, wird von einigen Betroffenen der Alkoholkonsum deutlich gesteigert. Ob es sich hierbei um einen Kontrollverlust oder eine Art ›Selbstmedikation‹ handelt, ist noch nicht hinreichend geklärt und wahrscheinlich auch individuell verschieden.
4. Der Substanzkonsum entwickelt sich in ›Folge‹ der psychischen Störung, ebenfalls im Sinne eines Selbstheilungsversuchs.

5. Die psychische Störung, insbesondere eine Depression, kann eine Reaktion auf substanzbedingte psychosoziale Veränderungen sein (z. B. Partner- oder Arbeitsplatzverlust).
6. Komorbidität im engeren Sinn.

Die Differentialdiagnose erfordert in diesen Fällen eine genaue Anamnese mit dem Ziel der Klärung, welche Symptome zuerst aufgetreten sind und/oder ob ein enger zeitlicher Zusammenhang zwischen dem Gebrauch der psychotropen Substanz und dem Auftreten der psychopathologischen Auffälligkeiten besteht.

Fallvignette 3

Ein 56-jähriger, frühberenteter Patient mit Alkoholabhängigkeit wurde nach einem Suizidversuch durch Handgelenksschnitte von der Polizei zur geschlossenen Unterbringung eingewiesen. Der Patient berichtete, seit ca. acht Monaten durchgehend unter gedrückter Stimmung, Antriebsmangel, Anhedonie, Affektlabilität und Appetitmangel zu leiden. Darüber hinaus habe er jeden Tag Suizidgedanken. Neben einer Alkoholabhängigkeit wurde daher zum Zeitpunkt der stationären Aufnahme auch die Verdachtsdiagnose einer schweren depressiven Episode gestellt und die Behandlung mit einem Antidepressivum mit dem Patienten besprochen. Nach Abschluss der einwöchigen und komplikationsfrei verlaufenen Alkoholentzugstherapie im stationären Rahmen berichtete der Patient, dass sowohl die depressiven Symptome als auch die Suizidgedanken vollständig remittiert seien. Nach weiterer mehrtägiger Beobachtung auf Station konnte der Patient schließlich in stabilem Zustand und frei von depressiven Symptomen wie auch von akuten Suizidgedanken wieder nach Hause und in die ambulante Weiterbehandlung entlassen werden.

Am häufigsten ist die Komorbidität von Abhängigkeitserkrankungen mit affektiven und Angststörungen sowie mit Persönlichkeitsstörungen. Auch bei Psychosen findet sich eine auffällige Komorbidität mit Alkohol- und drogenbedingten Störungen. Hinsichtlich detaillierterer Informationen über die Komorbidität bei den einzelnen psychotropen Substanzen wird auf die einzelnen Schwerpunktbände aus dieser Buchreihe und auf die Übersicht von Walter und Gouzoulis-Mayfrank (2013) verwiesen.

Sucht und körperliche Begleit- bzw. Folgeerkrankungen

Alkoholkranke, besonders weibliche, weisen im Vergleich zu gleichaltrigen Kontrollpersonen aus der Allgemeinbevölkerung eine erhöhte Mortalität bzw. eine verkürzte Lebenserwartung auf (John et al. 2013). Eine gleichzeitige Nikotinabhängigkeit erhöht das Risiko für Karzinome erheblich. Neben der Häufung körperlicher Alkohol-assoziierter Erkrankungen trägt auch die hohe Suizidrate von Alkoholkranken zur gegenüber der Allgemeinbevölkerung deutlich erhöhten Mortalität bei. Die Teilnahme an einer Entwöhnungstherapie verringert die Mortalitätsrate nicht wesentlich (John et al. 2013).

Bei längerem Gebrauch führen eine Reihe von psychotropen Substanzen wie Alkohol, Cannabis, Amphetamine und Ecstasy, Ketamin sowie besonders bei älteren Menschen Benzodiazepine (Tannenbaum et al. 2012) zu kognitiven Störungen, vor allem zu Gedächtnisstörungen und auch exekutiven Störungen, die sowohl das Alltagsleben als auch die Therapiemöglichkeiten einschränken.

3.1.3 Verlauf und Prognose

Der Verlauf und die Prognose von Suchterkrankungen sind von einer Reihe von Faktoren abhängig. Die wichtigsten sind:

- Beginn des Gebrauchs der Substanz
- Beginn des abhängigen Gebrauchs der Substanz
- Länge des Gebrauchs und Gebrauchsmuster
- Art des Gebrauchs (oral, i. v., nasal, etc.)

- Gebrauch weiterer Substanzen
- psychiatrische Komorbidität
- Inanspruchnahme von spezifischen Hilfsangeboten
- soziales Umfeld
- körperliche Begleit- bzw. Folgeerkrankungen
- Suizidrisiko

Zudem spielen die komplizierten Interaktionen zwischen diesen Faktoren eine Rolle. Die Bedeutung der einzelnen Faktoren ist dabei individuell unterschiedlich. Studien können immer nur einzelne Aspekte beleuchten. Als Parameter können bei dieser Komplexität nur allgemeine Maße, wie Abstinenz über einen bestimmten Zeitraum, Rückfallhäufigkeit/erneute Hospitalisierung in einem bestimmten Zeitraum und Mortalität bzw. verkürzte Lebenserwartung dienen.

Das Alter bei Erstkonsum (>Einstiegsalter<) hat einen Einfluss auf die Entwicklung des Alkoholkonsums (McCambridge et al. 2011); wichtiger ist aber der Beginn des abhängigen Trinkens.

Der Krankheitsverlauf ist bei Menschen mit Substanzgebrauch, die keine Hilfen in Anspruch nehmen, wenig untersucht worden. Nur der kleinere Teil der Betroffenen nimmt spezifische Hilfen in Anspruch. Der Anteil der Alkoholkranken, der ohne spezifische Hilfe das Alkoholtrinken beendete, betrug in einer Studie in Norddeutschland etwa 40 %. Dabei zeigten diejenigen mit einer psychiatrischen Komorbidität eine etwas geringere Erfolgsquote (Bischof et al. 2005). Alkoholabhängige, die ohne formelle Hilfe remittiert waren, wiesen anamnestisch eine schwerere Abhängigkeit, weniger sozialen Druck seitens der Familie und der sozialen Umwelt und eine stabilere Beschäftigungssituation vor der Remission auf als Patienten, die sich in Therapie begeben haben. Letztere haben häufiger und zeitlich näher am Therapiebeginn gescheiterte Abstinenzversuche erlebt (Bischof et al. 2000). Die ohne Hilfe Remittierten waren in einer Follow-up-Studie über zwei Jahre zu über 90 % stabil abstinent (Rumpf et al. 2006).

60

3.2   Suizidalität

3.2.1   Kulturgeschichtliches

Das Phänomen Suizidalität wird bei allen Völkern und in allen Kulturen angetroffen. Suizidales Verhalten hat im Laufe der Geschichte eine unterschiedliche Beurteilung erfahren: Die Position der christlichen Kirche hat sich von Verständnis bis hin zur Verurteilung des Suizidenten mit Bestattungsverweigerung und Exkommunikation gewandelt. Bis zum Ende des Mittelalters galt das religiöse Paradigma von Suizidalität, dass Suizidenten im Jenseits für ihren Suizid büßen müssten. Darüber hinaus wurden die Familien von Suizidenten im Mittelalter oft bestraft und aus der Gesellschaft ausgestoßen; das Vermögen der Familie wurde konfisziert (Cvinar 2005). Im 18. Jahrhundert veränderte sich die Sichtweise: Der aufklärerische Diskurs plädierte für die Straflosigkeit des ›Selbstmordes‹, der nun als Akt menschlicher Willensfreiheit und als Ausdruck einer Krankheit aufgefasst wurde.

Suizidalität wurde aber auch zunehmend im Kontext von psychischer Erkrankung gesehen. Der englische Gelehrte, Geistliche und Schriftsteller Robert Burton schrieb bereits 1621 (S. 325):

> »Selten endet die Melancholie tödlich, außer in den Fällen, [...] in denen ihre Opfer Selbstmord begehen, was häufig geschieht. [...] ihr äußerstes Elend peinigt und quält diese Menschen derart, dass sie keine Freude mehr am Leben finden und sich gleichsam gezwungen sehen, sich den Kelch abzutun, um ihr unerträgliches Leid abzuschütteln [...].«

Wilhelm Griesinger sprach vom Suizid im Zusammenhang mit »Raptus melancholicus«, aber auch im Kontext von Kränkung und Ehrverletzung, was einem heutigen Krisenkonzept entspricht. Soziologen wie Émile Durkheim sahen suizidales Verhalten in Abhängigkeit von gesellschaftlichen Umbruchsituationen, welche durch den Verlust von bisherigen Werten unter Notwendigkeit neuer Wertorientierungen (Anomie) charakterisiert sind. Heute gilt bezüglich

61

Suizid und Suizidprävention ein ›medizinisch-psychosoziales Paradigma‹, was bedeutet, dass suizidales Denken und Verhalten im Kontext wahrnehmungs- und wahlfreiheitsverändernder psychischer Ausnahmesituationen – seien es nun Krankheit oder Krise – gesehen werden.

Heute wird nicht mehr von ›Selbstmord‹, Selbstmordversuch‹ oder ›selbstmörderischem Verhalten‹ gesprochen. Der juristische Begriff ›Mord‹ beinhaltet eine Planung und einen Vorsatz, was beim Suizidenten in seiner subjektiv ausweglos erscheinenden inneren Notsituation keineswegs zutrifft. Gegenstände der Forschung und der vorhandenen Literatur sind im Wesentlichen der vollendete Suizid und Suizidversuche.

3.2.2 Begriffsbestimmung und Definitionen

Der Bereich, in welchem Suizidalität überwiegend begegnet, ist das medizinisch-psychosoziale Umfeld von Beratung, Krisenintervention, medizinisch-psychotherapeutischer bzw. -psychiatrischer (Notfall-)Behandlung (Wolfersdorf 2008a). Auch mit dieser Einschränkung wurde eine Vielzahl von Definitionen zusammengetragen (z. B. Bronisch 2014).

Letztlich gibt es keine Definition von Suizidalität, die das gesamte Spektrum dieses Phänomens umfasst. Eine der breitesten Definitionen stammt von Haenel und Pöldinger (1986): Suizidalität ist das Potenzial aller seelischer Kräfte und Funktionen, das auf Selbstvernichtung tendiert. Nach Wolfersdorf (2000) versteht man unter Suizidalität die Summe aller Denk-, Verhaltens und Erlebensweisen von Menschen, die in Gedanken, durch aktives Handeln oder passives Unterlassen den eigenen Tod anstreben bzw. als mögliches Ergebnis einer Handlung in Kauf nehmen. Psychodynamisch ist Suizidalität ein komplexes Geschehen aus Bewertung der eigenen Person, der Wertigkeit in und von Beziehungen, aus Einschätzung von eigener Zukunft und der anderer, der Veränderbarkeit eines Zustandes und aus unter Umständen durch psychische und/oder körperliche

Befindlichkeit verändertem Erleben (Wolfersdorf 2008b). Suizidalität ist (meist) kein Ausdruck von Freiheit und Wahlmöglichkeit, sondern von Einengung durch objektiv und/oder subjektiv erlebte Not, durch psychische und/oder körperliche Befindlichkeit bzw. deren Folgen (Wolfersdorf 2008b). Nach einer neueren Definition aus psychotherapeutischer Sicht lässt sich Suizidalität verstehen als Ausdruck der Zuspitzung einer seelischen Entwicklung, in der die Menschen hoffnungslos und verzweifelt über sich selbst, das eigene Leben und ihre Perspektiven sind und ihre Situation als ausweglos erleben (Lindner 2006).

Suizidalität umfasst manifeste Suizidhandlungen, d. h. vollendete Suizide und Suizidversuche, Suizidgedanken und -ankündigungen, Todeswünsche, aber auch den Wunsch nach Ruhe, Pause und Unterbrechung im Leben sowie sogenannte Suizidäquivalente (verdeckte Suizide, z. B. Weglassen von Medikamenten), d. h. Verhaltensweisen, bei denen eine unterschwellige Selbsttötungsabsicht vermutet werden kann (Wolfersdorf und Franke 2006).

Definition

Suizid ist eine »selbst verursachte bzw. veranlasste selbstschädigende Handlung, mit dem Ziel tot zu sein und in dem Wissen, mit der Erwartung oder in dem Glauben, mit der angewandten Methode diese Ziel zu erreichen; der Ausgang der Handlung ist der Tod des Handelnden (Wolfersdorf 2008b).

Ein *Suizidversuch* ist eine selbst verursachte bzw. veranlasste selbstschädigende Handlung mit dem Ziel, unter Einsatz des eigenen Lebens (eher ambivalenter Todeswunsch) etwas verändern zu wollen, oder eine primär als Suizid angelegte Handlung (Parasuizid, hoher Todeswunsch), die aus zufälligen Gründen überlebt wird; der Ausgang der Handlung ist das Überleben des Handelnden (Wolfersdorf 2008b).

Eine suizidale Handlung als solche zu benennen, liegt beim Handelnden (Wolfersdorf 2000). Die Deutung einer Handlung als

Ausdruck von Suizidalität liegt beim Beobachter; dabei gehen dessen Fachwissen als auch der Eindruck auf therapeutischer Seite bzw. das Übertragungsgefühl mit ein.

Bei Suizidalität unterscheidet man zwischen ›akuter‹ und ›anhaltender‹ (sogenannter chronischer) Suizidalität. Anhaltende Suizidalität lässt sich definieren als kontinuierlich vorhandene Suizidgedanken mit oder ohne häufige suizidale Handlungen. Dabei sind zwei Gruppen zu unterscheiden: Menschen mit konstant vorhandenen Suizidgedanken im Sinne eines zeitlich andauernden Zustandes (Hoffnungslosigkeit) und Menschen mit rezidivierenden suizidalen bzw. parasuizidalen Handlungen im Sinne eines sich häufig wiederholenden Zustandes (Wolfersdorf et al. 2000). Aus forensisch-juristischen Gründen sollten die Begriffe ›anhaltende‹ und ›chronische‹ Suizidalität nicht gebraucht werden, da sich dadurch therapeutische Konsequenzen ergeben könnten, die nicht im Sinne des Betreffenden sind, z. B. lange Hospitalisierungen.

Weitere Begriffe von Suizidalität sind der erweiterte Suizid/Suizidversuch, d. h. die Mitnahme anderer Personen in die eigene suizidale Handlung. Der ›Doppelsuizid‹ bezeichnet die gemeinsame Selbsttötung zweier Menschen zum gleichen Zeitpunkt (z. B. zwei Ehepartner, weil einer von beiden unheilbar krank ist), der ›Massensuizid‹ die Selbsttötung ganzer Gruppen, die sich in der Regel als eine Mischung aus Töten, Selbsttötung und Getötetwerden darstellt (z. B. bei den Anhängern der Peoples Temple am 18. November 1978 in Jonestown/Guyana).

Grundsätzlich ist zu unterscheiden zwischen

- *Basissuizidalität:* Suizidalität, die aufgrund des Vorliegens von Risikofaktoren wahrscheinlich oder möglich erscheint. Sie ist das Ausmaß suizidaler Gefährdung eines Menschen vor dem Hintergrund seiner Krankheitsgeschichte und der aktuellen Situation. Das Vorliegen eines der folgenden Kriterien weist auf eine allgemein erhöhte Basissuizidalität hin (Wolfersdorf 2008a):

- suizidale Krisen, Suizidversuche in der Vorgeschichte
- suizidale Handlungen auch unter Hilfe- und Therapiebedingungen
- Störung der Impuls- und Aggressionskontrolle
- Hilflosigkeits- und Hoffnungslosigkeitseinstellung
- Suizide in der Familie bzw. bei Modellen
- Zugehörigkeit zu einer Risikogruppe (psychisch Kranke, Suizidalität in der Vorgeschichte, besonders belastende Lebenssituationen)

- *indirekter suizidaler Kommunikation:* Suizidalität, die von anderen (z. B. Mitpatienten, Angehörigen) berichtet wird oder auf die geschlossen werden kann aufgrund des Verhaltens (z. B. Schreiben des Testaments, Verschenken von Andenken, Bezahlen von Schulden oder intensive Bemühungen, mit anderen in Kontakt zu kommen) oder bestimmter verbaler Äußerungen (»So kann ich nicht weitermachen.«) (Wasserman 2001).

- *direkter suizidaler Kommunikation:* offensichtlich erkennbare Suizidalität, über die meist auch gesprochen wird (Wasserman 2001). Man unterscheidet die direkte verbale suizidale Kommunikation, bei der Menschen direkt ihre Absicht ausdrücken, und die direkte nonverbale Kommunikation, die sich durch den Erwerb einer Waffe, das Mitsichführen eines Stricks oder Sammeln von Medikamenten ausdrückt.

Abbildung 3.1 zeigt das Kontinuitätsmodell von Suizidalität mit Zunahme des Handlungsdrucks und Zunahme des Suizidrisikos (Wolfersdorf 2008b).

65

Wunsch nach Ruhe, Pause
- Unterbrechung im Leben (mit dem Risiko von Versterben)
- Todeswunsch (jetzt oder in einer unveränderten Zukunft lieber tot sein zu wollen)

eher passive Suizidalität

Suizidgedanke
- Erwägung als Möglichkeit – Impuls (spontan sich aufdrängend, zwanghaft)

Suizidabsicht
- mit bzw. ohne Plan
- mit bzw. ohne Ankündigung

zunehmender Handlungsdruck, Zunahme des Handlungsrisikos

Suizidhandlung
- vorbereiteter Suizidversuch, begonnen und abgebrochen (Selbst- und Fremdeinfluss)
- durchgeführt (selbst gemeldet, gefunden)
- gezielt geplant, impulshaft durchgeführt

eher aktive Suizidalität

Abb. 3.1: Kontinuitätsmodell von Suizidalität (Wolfersdorf und Etzersdorfer 2011)

4

Ätiologie und spezielle Suchtdynamik

4.1   Das Entstehungsgefüge von Suchterkrankungen

Suchterkrankungen haben viele Facetten. Es spielen sowohl bei der Entwicklung als auch bei der Aufrechterhaltung einer Sucht eine Reihe von Faktoren eine Rolle: biologische, psychologische, soziale und kulturelle Faktoren sowie Lebensalter und Geschlecht. Zwischen diesen Faktoren bestehen vielfältige Wechselwirkungen.

Als biologische Faktoren, die einer Suchtentwicklung zugrunde liegen, sind vor allem pharmakologische psychotrope Effekte der Substanz sowie genetische Faktoren zu nennen.

Die der Suchtentwicklung zugrunde liegenden psychologischen Phänomene waren Gegenstand vieler Studien, die zur Bildung von verschiedenen Modellansätzen geführt haben (siehe Leonard und Blane 1999). Die wichtigsten sind:

* lerntheoretische Ansätze (klassische und operante Konditionierung)
* motivationale und entscheidungstheoretische Ansätze
* kognitive Ansätze (automatisierte Handlungsschemata)
* soziales Lernen
* gestörter Selbstregulationsprozess (verminderte Selbstkontrolle)/ Impulsivität

Zu den aktuellen Bedingungen gehören situative Aspekte (Ort, Anwesenheit anderer Personen, Verfügbarkeit der psychotropen Substanz), aktuelle positive und negative affektive Anreize (Craving) sowie kognitive Mediatoren (Adams et al. 2013). Auch die erwarteten physiologischen Effekte und die erwarteten positiven bzw. negativen Gefühle sind für die Entscheidung von Bedeutung, so kann die Vermeidung von Entzugserscheinungen, wenn es zu einer körperlichen Abhängigkeit gekommen ist, die Motivation zum weiteren Konsum aufrecht erhalten.

Darüber hinaus wird die Zahl der Abhängigen durch soziale Faktoren wesentlich beeinflusst. Hierzu zählt vor allem die Einstellung zu Suchtstoffen in der Gesamtbevölkerung, z. B. durch eine permissive oder restriktive Haltung. Die Einstellung gegenüber bestimmten Suchtstoffen ist oft religiös (z. B. gegenüber Alkohol im Islam, Hinduismus oder Buddhismus) oder auch politisch begründet. Die Verfügbarkeit von legalen Suchtstoffen wie Alkohol oder Tabak wird zudem von politisch entschiedenen Faktoren bestimmt. Bei illegalen Drogen spielt die Verfügbarkeit ebenfalls eine große Rolle. Stark abhängige Personen wechseln nicht selten die Substanz je nach Verfügbarkeit.

Suchterkrankungen führen häufig zu gravierenden sozialen Folgen wie Arbeitslosigkeit, Verlust der Familie, Wohnungslosigkeit, (Beschaffungs-)Kriminalität etc. und in deren Folge auch zu anderen psychischen Störungen (z. B. Soyka 2002). Diese sozialen Folgen können wesentlich zur Aufrechterhaltung des Substanzkonsums beitragen, insbesondere dann, wenn sich der Betreffende in einer entsprechenden Umgebung (»Milieu«) aufhält (z. B. Hughes et al. 2014).

4.2 Das Entstehungsgefüge von Suizidalität

4.2.1 Ätiopathogenesemodelle von Suizidalität

Die Ursachen des Suizids sind komplex. Eine einfache Erklärung für dieses Phänomen existiert nicht. Neben psychischen Erkrankungen tragen zu dem komplexen Phänomen des Suizids psychosoziale, biologische, genetische und kulturelle Faktoren, Umgebungsfaktoren, Kognition und Persönlichkeit bei (siehe Mann und Currier 2008). Zudem interagieren die verschiedenen Faktoren miteinander. Letztendlich hängt es vom Gleichgewicht zwischen protektiven und Risikofaktoren ab, ob Suizidhandlungen ausgeführt werden oder nicht (Wasserman 2001).

Ein einheitliches Ätiopathogenesemodell für Suizidalität gibt es bis heute nicht. Es wird zwischen den Entwicklungsmodellen, den Ätiopathogenesemodellen und den komplexen Entwicklungsmodellen von Suizidalität unterschieden (Wolfersdorf 2008b):

Entwicklungsmodelle beschreiben unabhängig von der jeweiligen Ätiologie eines Geschehens den Weg von einem auslösenden Ereignis zu einer suizidalen Handlung. Die beiden bekanntesten Entwicklungsmodelle von Suizidalität sind (Wolfersdorf 2008b):

◆ das ›präsuizidale Syndrom‹ nach Ringel (1953), das die innerpsychische Situation eines Menschen mit dem zunehmenden Verlust

69

innerer und äußerer Freiheitsgrade schildert: zunehmende Einengung (situative Einengung, dynamische Einengung und Einengung der zwischenmenschlichen Beziehungen), Aggressionsstauung und Aggressionsumkehr (fehlende Aggressionsabfuhr und Wendung der Aggression gegen die eigene Person) und Suizidphantasien (aktiv intendiert, passiv sich aufdrängend);

• das Modell von Pöldinger (1968), das die Stadien und die Dynamik der suizidalen Entwicklung beschreibt: Erwägungs-Stadium (Suizidgedanken; erhaltene Distanzierungs- und Steuerungsfähigkeit, mit Hinweisen und Appellen), Ambivalenz-Stadium (Suizid-Impulse; eingeschränkte Distanzierungs- und Steuerungsfähigkeit mit Hilferufen und Ankündigungen) und Entschluss-Stadium (Suizidhandlung, Suizidvorbereitung: aufgehobene Distanzierungs- und Steuerungsfähigkeit; Resignation und trügerische Ruhe [sogenannte Ruhe vor dem Sturm]).

Ätiopathogenetische Modelle erheben den Anspruch auch eine Aussage über Ursachen im psychologisch-psychodynamischen und im biologischen Bereich zu machen (siehe Wolfersdorf 2008b):

• Die individuelle lerngeschichtlich-biografische Hypothese nimmt einen Zusammenhang zwischen Lern- und Lebensgeschichte, Denkstilen der Person, der Vergangenheit sowie der Möglichkeit von Zukunftsbewältigung und aktueller Konfliktbewältigung an.

• Die biologische Hypothese geht von genetisch mitgegebenen bzw. früh in der Entwicklung der Persönlichkeit erworbenen strukturellen Vorgaben aus und schreibt einer gestörten Anpassungsleistung und Impulskontrolle sowie aktuellen Moderatorvariablen (z. B. psychische Erkrankung) besondere Bedeutung zu.

• Die soziologische Hypothese erklärt das Individuum und seine Lebensgeschichte für das Entstehen von Suizidalität als nicht wesentlich, weist aber den jeweiligen sozialen Rahmenbedingungen (z. B. Zugehörigkeit zu einer bestimmten Gruppe, Religion,

Lebensereignisse wie Scheidung) suizidalitätsfördernde Wirkungen zu.

Komplexe Entwicklungsmodelle (Wolfersdorf 2008b) legen psychobiosoziale Ausgangsbedingungen zugrunde und beziehen die lebensgeschichtliche Entwicklung mit ein. Diese können zu psychischer Krankheit mit Suizidalität fördernder Psychopathologie oder ›psychisch gesunder‹ Persönlichkeit, jedoch mit selbstdestruktiven Stilen der Konfliktbewältigung und oft Suizidalität und Hoffnungslosigkeit fördernden Fakten, einschließlich Modellen in der Umwelt führen. Beide ›Wege‹ führen über eine Einengung des Erlebens und Verhaltens hin zu Suizidalität.

4.2.2 Risikofaktoren für Suizid

Die Ursachen des Suizids sind komplex und es gibt nicht eine einzige Erklärung für das Phänomen ›Suizidalität‹. Es gibt verschiedene Modelle, die die Interaktion verschiedener Variablen einschließlich der Interaktion zwischen suizidalen Menschen und den Menschen in ihrer Umgebung einschließen (siehe Stress-Vulnerabilitäts-Modell; Wasserman 2001; ▶ **Abb. 4.1**). Dabei müssen in Betracht gezogen werden: die Rolle des ›kognitiven Stils‹ (d. h. relativ überdauernde und konsistente Formen der individuellen Auffassung, Verarbeitung und Nutzung von Informationen bzw. Informationskategorien) und der Persönlichkeit der suizidalen Person, die Rolle der Umgebungsfaktoren und die Risiko- und protektiven Faktoren. Wasserman (2001) unterscheidet ›Stress‹, wozu Faktoren wie körperliche oder psychische Erkrankung zählen, und ›akute Trigger für suizidales Verhalten‹ wie eine Trennung oder akute finanzielle Probleme. Je mehr das Gleichgewicht zwischen Risikofaktoren und protektiven Faktoren hin zu den Risikofaktoren verschoben ist, desto höher ist das Risiko für suizidales Verhalten. Beim suizidalen Prozess ist neben der Fähigkeit eines Menschen, um Hilfe zu bitten und Hilfe anzunehmen, wichtig, wie andere Menschen auf die suizidale Kommunikation reagieren.

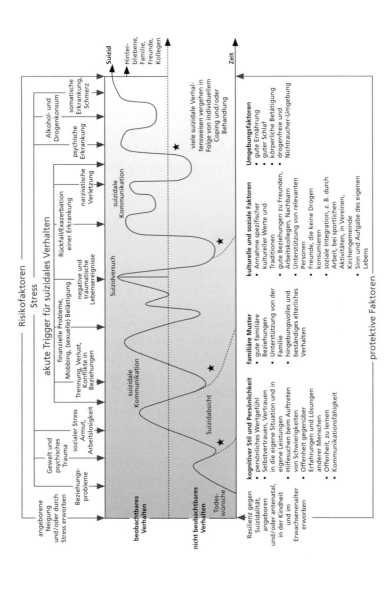

Abb. 4.1: Stress-Vulnerabilitäts-Modell und Entwicklung des Suizidprozesses von Suizidabsicht zum Suizid (nach Wasserman 2001)

Risikofaktoren sind definiert als »pathogene Bedingungen, die in Bevölkerungsstudien bei der Untersuchung der Entstehungsbedingungen bestimmter Krankheiten statistisch gesichert wurden« (Pschyrembel 2012). Ihr wichtigstes Merkmal ist, dass sie dem Outcome zeitlich vorausgehen, was sie von anderen Faktoren wie Begleiterscheinungen oder Folgen unterscheidet (▶ **Kasten** *Methodischer Exkurs*, S. 74 ff.). Informationen über Risikofaktoren für Suizid kann man durch bevölkerungsbezogene Kohortenstudien sowie durch kontrollierte Untersuchungen mit der Methode der ›psychologischen Autopsie‹ mit lebenden Kontrollpersonen aus einer repräsentativen Bevölkerungsstichprobe gewinnen.

Bevor auf Suchterkrankungen als Risikofaktoren für Suizid näher eingegangen wird, soll zunächst ein kurzer Abriss über andere Risikofaktoren für Suizid gegeben werden.

Der wichtigste einzelne Risikofaktor für Suizid ist das Vorliegen einer psychischen Erkrankung (siehe z. B. Schneider 2003). Affektive Störungen, gefolgt von Suchterkrankungen, Schizophrenie und Persönlichkeitsstörungen sind die häufigsten psychischen Erkrankungen, die bei Suizidopfern gefunden wurden. Neben einer Suchterkrankung ist insbesondere bei einer affektiven Störung, einer Schizophrenie oder bei Persönlichkeitsstörungen das Suizidrisiko stark erhöht (Harris und Barraclough 1997). In Asien spielt zudem Impulsivität eine besondere Rolle als Risikofaktor für Suizid. Die adäquate Behandlung der am häufigsten mit Suizid assoziierten Erkrankungen würde die Suizidraten stark reduzieren: Die Behandlung von Schizophrenie, Alkoholerkrankung und Depression würde nach Berechnungen der Weltgesundheitsorganisation die Suizidraten weltweit um 20,5 % von 15,1 pro 100.000 auf 12 pro 100.000 senken (Bertolote et al. 2004). Es wird geschätzt, dass 22 % aller Suizide dem Alkoholkonsum zugeschrieben werden können.

Leider wurden die Studien, die den nachfolgend präsentierten Ergebnissen zugrunde liegen, hauptsächlich in Nordeuropa und in den USA durchgeführt, so dass eine Aussage fast nur für die industrialisierten Länder möglich ist.

Methodischer Exkurs: Wie werden Risikofaktoren für Suizid identifiziert?

a) Kohortenstudien

Kohortenstudien, auch Verlaufsstudien oder Längsschnittstudien genannt, werden hauptsächlich in zwei unterschiedlichen Kontexten durchgeführt:

* Studien, in denen die Studienpopulation aus einer speziellen Bevölkerungsgruppe rekrutiert wird (z. B. die bekannte Framingham-Herz-Studie, Geburtskohortenstudien);
* Studien, bei denen die Studienpopulation ein bestimmtes gemeinsames Expositionsmerkmal aufweist (z. B. Beruf, ›Raucher‹ oder eine Erkrankung).

Die gesamte Population wird über einen bestimmten Zeitraum nachbeobachtet und das Outcome (= ein später eintretendes Ereignis, z. B. eine Erkrankung oder Todesursache), das untersucht werden soll, dokumentiert; der Verlaufszeitraum endet zu dem Zeitpunkt, an dem der Studienproband nicht mehr die Einschlusskriterien in die Studie erfüllt, d. h. mit dem Tag des Todes, der Emigration oder des Studienendes.

Bei Kohortenstudien unterscheidet man vom Design her prospektive (d. h., die Kohorte wird in der Gegenwart zusammengestellt und in der Zukunft nachbeobachtet) und retrospektive Kohortenstudien (d. h., es wird auf Daten aus der Vergangenheit zurückgegriffen, um diese in der Gegenwart auszuwerten). Bei der Auswertung der Studie gilt es festzulegen, ob eine externe Vergleichsgruppe (z. B. nationale Mortalitätsstatistik) oder eine interne Vergleichsgruppe (d. h. innerhalb der Studienpopulation) besser geeignet ist. Kohortenstudien sind die qualitativ besten epidemiologischen Beobachtungsstudien, mit denen Ursache (z. B. psychische Erkrankung) und Wirkung ›studiert‹ werden kann. Kohortenstudien sind gut geeignet zur Untersuchung von Risikoprofilen bei psychischen Erkrankungen. Allerdings sind Kohortenstudien aufgrund der Seltenheit von Suizid nur wenig zur Untersuchung von Risikofaktoren für Suizid in der Allgemeinbevölkerung geeignet.

b) Fall-Kontroll-Studien und die Methode der psychologischen Autopsie

Einer Fall-Kontroll-Studie liegt ein Studiendesign zugrunde, bei dem die beiden Gruppen danach eingeteilt werden, ob sie ein bestimmtes Outcome erfüllen (›Fälle‹, z. B. Suizid) oder nicht erfüllen (›Kontrollpersonen‹). Die Fallgruppe und die Kontrollgruppe werden miteinander hinsichtlich ihrer ›Exposition(en)‹ verglichen.

Da Suizide insgesamt selten sind, ist es schwierig, Information über Risikofaktoren für vollendeten Suizid durch prospektive Kohortenstudien zu erhalten. Analysen nationaler Todesstatistiken liefern nur unvollständige Ergebnisse; insbesondere ist es schwer möglich, anhand solcher Studien den Einfluss weiterer Faktoren auf das Suizidrisiko zu bestimmen. Daher greift man zur Untersuchung von Risikofaktoren für Suizid auf bevölkerungsbasierte Fall-Kontroll-Studien zurück, die Informationen über die Suizidopfer mittels der Methode der psychologischen Autopsie gewinnen. Die »psychologische Autopsie« (psychological autopsy) ist eine systematische Methode, um die psychologischen und weitere, kontextuelle Umstände zu erfassen, die dem Suizid vorausgehen. Edwin Shneidman, auf den der Begriff ›psychologische Autopsie‹ zurückgehen soll, entwickelte diese Methode in Zusammenarbeit mit dem ›Suicide Prevention Center‹ und dem ›Los Angeles Medical Examiner's Office‹ in den 1950er Jahren, um die Genauigkeit des Urteils der amtlichen Leichenbeschauer bei ungeklärten Todesursachen zu verbessern (Shneidman und Farberow 1961).

Die Methode der psychologischen Autopsie, die Information aus allen vorhandenen Informationsquellen einschließlich Interviews mit den nächsten Angehörigen, Lebensgefährten, Freunden, Nachbarn, Arbeitskollegen und professionellen Kontaktpersonen gewinnt, kann wesentlich umfassendere Information liefern als die dürftigen Angaben auf Totenscheinen. Weisman (1974) baute die Technik der psychologischen Autopsie zur Analyse des Todes unter Berücksichtigung körperlicher, psychologischer und sozialer Gesichtspunkte aus. Neben Informationen aus Interviews mit Angehörigen werden bei der Methodik der psychologischen Autopsie Daten aus verfügbaren psychiatrischen und anderen medizinischen Berichten einbezogen (siehe Schneider 2003). Weitere Informationsquellen können Unterlagen von Schulen, der Arbeitsstelle und der Polizei sowie zu Sorgerechtsstreitigkeiten sein. Die einzelnen Dokumente liefern jedoch oft nur einseitige und unvollständige Information.

Anleitungen und Richtlinien zu einem standardisierten Vorgehen wurden von zahlreichen Wissenschaftlern aufgestellt. Hinsichtlich post mortem erhobener Diagnosen ist diese Methodik validiert (z. B. Schneider et al. 2004).

Für die Untersuchung von Risikofaktoren für Suizid ist die sorgfältige Auswahl einer repräsentativen Kontroll-Stichprobe aus der Allgemeinbevölkerung ein besonders kritischer Punkt. Ideal wäre es, wenn bei der Kontrollgruppe die Information durch Interview der Angehörigen der lebenden Kontrollpersonen erhalten werden könnte. Jedoch sind lebende Kontrollpersonen häufig nicht bereit, ihre Zustimmung dazu zu geben, dass ihre Verwandten oder Freunde über sie befragt werden. Das Studiendesign einer Fall-Kontroll-Studie ist besonders gut für seltene Outcomes (d. h. spätere Ereignisse) wie Suizide geeignet. Zudem ist dieses Untersuchungsdesign bei einer großen Zahl von Risikofaktoren gleichzeitig und bei (Expositions-)Faktoren mit einer langen Latenzzeit sehr gut geeignet. Nachteile dieses Studientyps sind mögliche Verzerrungen, z. B. bei Anwendung von bestimmten Messmethoden, durch Selektionsbias (durch selektierte Studienpopulation, beispielsweise verursacht durch unterschiedliche Teilnahmebereitschaft bestimmter sozialer Gruppen) oder Informationsbias (d. h. fehlerhafte oder ungenaue Erhebung, z. B. durch Erinnerungsbias oder Interviewerbias). Betreffend detaillierter Information und methodischen Überlegungen zu kontrollierten psychologischen Autopsiestudien gibt es ausführliche Literatur (z. B. Conner et al. 2012a; Schneider et al. 2004).

Ein komplexes späteres Ereignis wie ein Suizid kommt durch die Interaktion vieler verschiedener Variablen zusammen. Durch Einsatz multivariater Analysen kann das mit den einzelnen Expositionen assoziierte Risiko abgeschätzt werden. Jedoch kann auch mit den zugrunde gelegten Modellen nicht genau herausgefunden werden, wie die einzelnen Faktoren zusammenwirken. Zudem ist nicht klar, ob die in das Modell eingeschlossenen Faktoren Ursachenfaktoren, die direkt auf das Ergebnis wirken, sind oder aber Mediatoren, Confounder oder Moderatoren (Effektmodifier) (z. B. van der Weele 2009).

Mediatoren sind intervenierende Variablen, die für den Zusammenhang von Ursache und Wirkung notwendig sind (z. B. Übergewicht = Exposition → Diabetes = Mediator → Netzhautschaden = späteres Ereignis). *Konfundierende Variablen* (Confounder, Störgrößen) sind mit dem Outcome (z. B. mit dem Suizid), aber ebenso auch mit der Expositionsvariablen (z. B. psychische Erkrankung) assoziiert und beeinflussen daher den Zusammenhang zwischen Ursachenfaktor und Outcome. *Moderatoren* sind Interaktionsvariablen, die sowohl die Richtung und die Stärke oder auch den Zusammenhang zwischen einer Einflussvariable und dem Mediator oder dem Mediator und dem Outcome beeinflussen. Wird der Einfluss der Moderatorvariablen nicht berücksichtigt, wird der Zusammenhang zwischen Ursachenfaktor und späterem Ereignis verzerrt dargestellt. Grundsätzlich muss immer der Einfluss eines Zusammenspiels von verschiedenen Faktoren für den Outcome ›Suizid‹ untersucht werden.

In retrospektiven Analysen ohne Geschlechts- und Altersselektion litten zwischen 25 % und 64 % der Suizidopfer an einer affektiven Störung (siehe Schneider 2003). In kontrollierten Studien mit der Methodik der psychologischen Autopsie wurden affektive Störungen als Risikofaktoren für Suizid identifiziert (Cheng 1995; Foster et al. 1999). Hiroeh et al. (2001) fanden in Kohortenstudien für affektive Störungen bei Männern ein 16,4-mal und bei Frauen ein 16,0-mal höheres Suizidrisiko im Vergleich zur Allgemeinbevölkerung; die Metaanalyse von Harris und Barraclough (1997), die überwiegend ältere Studien einschloss, stellte bei Patienten mit unipolarer Depression ein etwa 20-fach erhöhtes und bei bipolaren Störungen ein etwa 15-fach erhöhtes Suizidrisiko gegenüber dem der Allgemeinbevölkerung fest. Bei Frauen mit einer unipolaren Störung war das Suizidrisiko gegenüber der Allgemeinbevölkerung noch stärker erhöht als bei Männern (siehe Harris und Barraclough 1997).

In Metaanalysen von Kohortenstudien wurde für Schizophrenie ein etwa 8,5-mal höheres Suizidrisiko gegenüber der Allgemeinbevölkerung mit etwa gleich erhöhten Suizidrisiken bei beiden Geschlechtern errechnet (Männer: ca. 9-fach, Frauen: ca. 7-fach; Harris und Barraclough 1998). Bei Ersterkrankten ist das Suizidrisiko fast 40-mal höher als in der Allgemeinbevölkerung (De Hert et al. 2001). Auch bei Demenz ist möglicherweise das Suizidrisiko signifikant erhöht (Hiroeh et al. 2001; Harris und Barraclough 1997; Haw et al. 2009). Essstörungen, insbesondere Anorexie, sind mit einem besonders stark erhöhten Suizidrisiko assoziiert (Harris und Barraclough 1998). Das Suizidrisiko war bei Persönlichkeitsstörungen etwa um das 7-Fache, in einer neueren Studie sogar um das 12-Fache bei Männern und das 16-Fache bei Frauen gegenüber der Allgemeinbevölkerung erhöht (Hiroeh et al. 2001; Harris und Barraclough 1997). In kontrollierten Studien mit der Methode der psychologischen Autopsie waren Persönlichkeitsstörungen Risikofaktoren für Suizid mit einem bis fast 15-fach erhöhten Suizidrisiko (siehe Schneider 2003).

Besonders stark ist das Suizidrisiko bei Komorbidität mehrerer psychischer Störungen erhöht: Cheng (1995) berechnete, dass das

Suizidrisiko bei Komorbidität zweier Achse-I-Störungen vierfach gegenüber Morbidität mit nur einer Erkrankung ($OR = 42{,}0$) erhöht war.

Ein weiterer wichtiger Risikofaktor für Suizid ist das Vorliegen bestimmter körperlicher Erkrankungen, wobei insbesondere neurologische Erkrankungen und Karzinomerkrankungen mit einem erhöhten Suizidrisiko assoziiert sind (siehe Schneider 2010). Die Prävalenz körperlicher Erkrankungen bei Suizidopfern lag bei 32 % bis 45 %, mit höherer Prävalenz bei älteren Suizidopfern. Schwere körperliche Erkrankungen und chronische Schmerzen wurden als wichtige Risikofaktoren für Suizid identifiziert. Körperliche Erkrankung war ein stärkerer Risikofaktor für Suizid bei Männern als bei Frauen (siehe Schneider 2003).

Verschiedene soziale Faktoren, wie Arbeitslosigkeit oder Unverheiratetsein, sind ebenfalls bekannte Risikofaktoren für Suizid (Schneider 2003). In kontrollierten psychologischen Autopsiestudien wurde Arbeitslosigkeit als Risikofaktor für Suizid identifiziert, auch nach Berücksichtigung von Achse-I-Störungen (Foster et al. 1999). Mehrere Studien zeigten bei Immigranten signifikant höhere Suizidraten in den Einwanderungs- als in den Herkunftsländern, selbst oft noch Jahrzehnte nach der Migration (siehe Schneider 2003). In der zweiten Migrantengeneration wurde ein noch weiter erhöhtes Suizidrisiko beschrieben.

Lebensereignisse im letzten Monat, in den letzten drei Monaten und auch im letzten Jahr vor dem Tod waren Risikofaktoren für Suizid (Vijayakumar und Rajkumar 1999; Kõlves et al. 2006a) mit einem bis zu 29-fach erhöhten Suizidrisiko bei Lebensereignissen im Monat vor dem Suizid, auch nach Berücksichtigung von Achse-I-Störungen (Foster et al. 1999). Insbesondere der Tod von Angehörigen, zwischenmenschliche Konflikte mit Familienangehörigen, Freunden und Nachbarn, Zerbrechen einer Partnerschaft und kürzliche finanzielle Verluste wurden als Risikofaktoren für Suizid identifiziert (Foster et al. 1999; Qin und Mortensen 2003; Kõlves et al. 2006a). Konflikte mit dem Gesetz, Gefängnisaufenthalte, traumatische Erlebnisse wie sexueller, körperlicher oder emotionaler Missbrauch und Naturkatastrophen waren mit einem erhöhten Suizidrisiko assoziiert (siehe Schneider 2003). Neuere Studien fanden zudem, dass Homosexualität mit einem erhöhten Suizidrisiko verknüpft ist (z. B. Plöderl et al. 2013).

Patienten mit einem früheren Suizidversuch zeigen ebenfalls ein erhöhtes Suizidrisiko, insbesondere im ersten Jahr nach dem Suizidversuch (Harris und Barraclough 1997; Hawton et al. 2006). Weitere Risikofaktoren für Suizid sind weiße Hautfarbe, höheres Lebensalter und eine Waffe im Haushalt (siehe Schneider 2003).

Nicht nur Suizide und Suizidversuche von Mitpatienten, Freunden oder Angehörigen, sondern auch Berichte über Suizide in den Medien können zu suizidalem Verhalten bei Menschen in der unmittelbaren Umgebung führen (sogenannte Clustersuizide bzw. Werther-Effekt), besonders bei jungen Menschen (Niedzwiedz et al. 2014).

4.3 Erklärungsansätze für Suizidalität bei Suchterkrankungen

Bei der Betrachtung möglicher Zusammenhänge von Suchterkrankungen und Suizidalität, insbesondere, ob und inwieweit psychotrope Substanzen die Entstehung von Suizidalität fördern können, sind mehrere Punkte zu berücksichtigen:

* Zustand, in dem Suizidalität auftritt (Intoxikation, Entzug oder Rückfall, etc.)
* aktuelle Stimmungslage (Depression)
* Substanz und Art des Substanzkonsums
* verschiedene Formen der Suizidalität
* soziale Faktoren (z. B. Arbeits- oder Wohnungslosigkeit, Schulden, familiäre Probleme, Beziehungskonflikte etc.)

* psychiatrische Komorbidität (▶ **Kap. 3.1.2**)
* substanzbedingte geistige Beeinträchtigung (Psychose, kognitive Störungen)
* körperliche (Folge-)Erkrankungen

Im Folgenden werden wichtige Aspekte dargelegt.

4.3.1 Psychologische Aspekte

Bisher gibt es insgesamt kaum Untersuchungen zu den Motiven für einen Suizidversuch. In einer größeren Stichprobe von Alkoholabhängigen ließen sich keine eindeutigen Risikofaktoren für Suizidgedanken und Suizidversuche herausarbeiten (Conner et al. 2007). Da sich die Einflussfaktoren für verschiedene Grade von Suizidalität unterscheiden können, ist eine Unterteilung der Suizidversuche und eine entsprechende differenzierte Betrachtung sinnvoll (Conner et al. 2007).

Impulsive Suizidversuche

Einige Studien haben gezeigt, dass bei Substanzabhängigen Suizidversuche sehr häufig impulsiv erfolgen (z. B. Wetterling und Schneider 2013). Impulsiv verübte Suizidversuche sind mit einer allgemein erhöhten Impulsivität im Verhalten assoziiert (Wojnar et al. 2009). Der Ausprägungsgrad der Impulsivität hängt mit einer hohen familiären Erblichkeit von impulsivem Verhalten sowie den neuropharmakologischen Wirkprofilen der gebrauchten Substanzen zusammen. Bei Intoxikationen mit psychotropen Substanzen können Enthemmung, Halluzinationen und/oder akutes psychotisches Erleben mit Realitätsverkennung dazu beitragen, dass der Betreffende impulsiv Handlungen begeht, bei denen im Nachhinein oft nicht geklärt werden kann, ob ein suizidaler Impuls vorlag (z. B. wenn jemand vor ein Auto läuft) oder die Realitätsverkennung maßgebend war (z. B. wenn jemand von Gott den Auftrag erhält, den Straß-

81

enverkehr zu regeln). Auch die Hintergründe des ›goldenen Schusses‹ von Heroinabhängigen sind oft nicht zu klären. Nicht selten liegt eine latente Suizidbereitschaft vor und es ist kaum einzuschätzen, ob bei dem Betreffenden im Sinne eines ›Russischen Roulettes‹ die Bereitschaft vorlag, das Risiko eines Atemstillstands einzugehen, oder ob eine Fehleinschätzung, z. B. hinsichtlich des Wirkstoffgehalts der Droge, bestand. Beispielsweise neigen Heroinabhängige mit Suizidversuchen in der Anamnese zu aggressivem und impulsivem Handeln (Trémeau et al. 2008). Motive für impulsive Suizidversuche können von den Betreffenden oft nicht angegeben werden (Wetterling und Schneider 2013).

Suizidversuche ohne längere Planung

Bei Suizidversuchen ohne längere Planung wird die psychotrope Substanz meist wegen der dem Betreffenden bekannten pharmakologischen Wirkung genommen. Die Dosis wird dabei meist so ›großzügig‹ bemessen, damit die Wirkung sicher eintritt. Viele Menschen, die nach einem Suizidversuch stationär behandelt werden, geben an, dass sie Schlaf- oder Beruhigungsmittel genommen oder/und Alkohol getrunken hätten, um »endlich einmal Ruhe bzw. Schlaf finden zu können« und/oder »endlich einmal ihre Sorgen vergessen zu können«. Sehr häufig wird eine suizidale Absicht bestritten und/oder es kann nach Ausnüchterung kein Grund/Anlass mehr angegeben werden (Wetterling und Schneider 2013). Gleichwohl nehmen die Betreffenden das ihnen bei Nachfrage bekannte Intoxikationsrisiko in Kauf. Hintergrund für diese Suizidversuche ohne längere Planung sind vor allem regressive Wünsche (›Phantasie vom harmonischen Primärzustand‹; Henseler 2000) in Überforderungssituationen (Krisen im Sinne von Cullberg 1978).

Studien über Suizidversuche ohne längere Planung haben gezeigt, dass aggressives Verhalten bei Alkoholkonsum gehäuft bei Suizidversuchen ohne längere Planung anzutreffen ist (Conner et al. 2007).

Suizidversuche mit längerer Planung/Vorlaufphase

Für den Versuch, Suizidversuche/Suizide mit längerer Vorlaufphase zu erklären, können die beschriebenen Entwicklungsmodelle herangezogen werden (▶ **Kap. 4.2.1**). Bei Personen, die einen Suizidversuch unternommen hatten, wurde in einer längeren Vorlaufphase ein Übergang von Suizidgedanken zur Suizidplanung durch depressive Verstimmungen gefördert (Conner et al. 2007).

4.3.2 Sucht und Zustand, in dem die Suizidalität auftritt

Der Zeitpunkt bzw. -raum, in dem Suizidalität auftritt bzw. ein Suizid oder Suizidversuch erfolgt, ist von essentieller Bedeutung bei der Betrachtung möglicher neurobiologischer Faktoren, denn die pharmakologischen Wirkungen der verschiedenen Substanzen unterscheiden sich ganz wesentlich bei Intoxikation, Entzug oder Rückfall. Bisher sind zu dieser Thematik relativ wenige Untersuchungen erfolgt. Ein erheblicher Teil derjenigen, die nach Suizidversuchen in eine Klinik kommen, haben vor dem Suizidversuch Alkohol getrunken (z. B. Cherpitel et al. 2004; Wetterling und Schneider 2013). Die entsprechenden Studien zeigten unterschiedliche Ergebnisse: 10 – 69 % der Suizidopfer und 10 – 73 % der Patienten mit einem Suizidversuch waren alkoholisiert (Cherpitel et al. 2004).

Einige Daten gibt es zu Intoxikationen mit psychotropen Substanzen bei Suizidopfern. Allerdings sind die Ergebnisse in Abhängigkeit von der Studienregion nicht einheitlich. In Studien aus Skandinavien fanden sich meist Vergiftungen mit mehreren psychotropen Substanzen (z. B. Delaveris et al. 2014); hingegen konnten in einer italienischen Studie bei Suizidopfern seltener als bei anderen Autopsiefällen psychotrope Substanzen nachgewiesen werden (Vento et al. 2011).

Aus den Statistiken über die Methoden bei vollendeten Suiziden geht hervor, dass Intoxikationen mit psychotropen Substanzen (ICD-

10: X61, X64, X67; 2012: gesamt 1.897) nur einen geringen Teil der Suizide ausmachen (▶ Kap. 2.2). In dieser Zahl sind nicht die sogenannten Drogentoten enthalten (2013 etwa 1.000; siehe Drogen- und Suchtbericht 2014), weil bei ihnen kein suizidales Verhalten angenommen wird. Inwieweit diese Annahme berechtigt ist, ist diskussionswürdig.

Angaben zu Häufigkeit des Einflusses von psychotropen Substanzen auf suizidales Verhalten sind auch deshalb schwierig, weil die Einnahme von psychotropen Substanzen Teil des suizidalen Verhaltens, oft ›Mittel zum Zweck‹ ist und weil viele Menschen, die einen Suizidversuch mit einer psychotropen Substanz unternommen haben, nicht in klinische Behandlung kommen.

Wenn bei längerem, regelhaftem Konsum die psychotrope Substanz nicht rechtzeitig wieder beschafft werden kann, können zunächst ein starkes Verlangen nach der Substanz (›Craving‹) und dann Entzugserscheinungen auftreten. Craving geht meist mit einer depressiven Verstimmung einher. Aufgrund der pharmakologischen Wirkungen ist bei einigen psychotropen Substanzen (vor allem Alkohol, Amphetamine, Kokain) eine Verstärkung der Depressivität im Entzug zu erwarten. Bei phasenweisem Konsum sind häufig akute psychosoziale Konfliktsituationen (›Krisen‹) der Anlass für einen erneuten Konsum (›Rückfall‹). Sowohl die Konfliktsituation als auch der Rückfall per se können suizidales Verhalten fördern.

Bei langfristigem Gebrauch der psychotropen Substanz ist damit zu rechnen, dass die körperlichen Folgeerkrankungen eine größere Bedeutung hinsichtlich des Auftretens von Suizidalität erlangen (Wetterling et al. 1999; ▶ Kap. 3.1.2), denn körperliche Erkrankungen stellen einen Risikofaktor für suizidales Verhalten bei Alkoholkranken dar (▶ Kap. 2.3.2).

4.3.3 Verschiedene Formen der Suizidalität

Verschiedene Formen von Suizidalität (Lebensüberdruss, Suizidgedanken, Suizidplan, geplanter Suizidversuch und impulsiver Suizidversuch, vollendeter Suizid; Conner et al. 2007; Wolfersdorf 2008a; ▶ Kap. 3) müssen vor allem in Hinsicht auf psychodynamische Aspekte differenziert betrachtet werden. Denn Menschen, die einen Suizidversuch unternommen haben, unterscheiden sich in einer Reihe von Aspekten von denen, die sich suizidiert haben (z. B. Beautrais 2001). Hier sind insbesondere Lebensalter und Geschlecht aufzuführen. Allerdings liegt auch bei Suizidversuchen in den meisten Fällen eine psychiatrische Störung zugrunde, oft ein Substanzmissbrauch.

Die Häufigkeit von Suiziden steigt mit dem Lebensalter, insbesondere bei Männern, deutlich an (Statistisches Bundesamt Deutschland 2014), während die Häufigkeit von Suizidversuchen sinkt (Schmidtke et al. 2009). Aber auch bei älteren Menschen sind Lebensüberdrussgedanken, der Wunsch zu sterben und auch Suizidgedanken häufig (z. B. Barnow und Linden 2000). Die meisten dieser Menschen leiden unter psychischen Störungen.

Ob und inwieweit psychotrope Substanzen einen Einfluss auf die Entstehung von Suizidalität und insbesondere auf die Verstärkung der Suizidalität (Gedanken → Plan → Versuch) haben, ist bisher kaum untersucht worden (siehe Conner et al. 2007).

4.3.4 Neurobiologische Grundlagen

Zwillingsstudien sprechen dafür, dass bei Suchterkrankungen wie Alkoholabhängigkeit genetische Faktoren eine wichtige Rolle spielen (Sartor et al. 2010). Die Zusammenhänge sind jedoch komplex. Auch bei Cannabisgebrauch bzw. -abhängigkeit besteht eine hohe genetische Belastung (Sartor et al. 2010). In der Literatur wird vor dem Hintergrund der Schwierigkeit, ein Konzept für Persönlichkeitsstörungen zu entwickeln, diskutiert, ob es nicht sinnvoller ist, einzelne Merkmale (traits) zu betrachten (z. B. Cloninger 1987), die mit suizidalem Verhalten assoziiert sind und die eher genetisch erklärt werden können (Giegling et al. 2009).

85

Es gibt Hinweise dafür, dass auch Suizidalität und Suizide familiär gehäuft auftreten. Insbesondere Zwillingsstudien weisen auf eine genetische Belastung hin (z. B. Pedersen und Fiske 2010). Bei den Substanzabhängigen, die einen Suizidversuch oder Suizid begehen, besteht besonders oft eine familiäre Belastung, z. B. bei Alkohol-, Heroin- und Kokainabhängigen (z. B. Sher 2006; Trémeau et al. 2008).

Im Zusammenhang mit suizidalem Verhalten werden vor allem Veränderungen in den serotonergen, noradrenergen und auch dopaminergen Neurotransmittersystemen diskutiert (Rujescu und Giegling 2010). Diese Zusammenhänge sind jedoch sehr komplex und noch nicht abschließend geklärt, weil eine Reihe von unterschiedlichen Wirkungen im Zusammenhang mit den verschiedenen Neurotransmittern diskutiert wird, die möglicherweise verschiedene Auswirkungen hinsichtlich suizidalen Verhaltens haben (z. B. Sher 2006; ► Tab. 4.1). Nach Suizidversuchen waren die Plasma- und Serumkonzentration von Cortisol sowie bei Männern das Abbauprodukt des Testosterons (Dehydro-Epiandrosteron-Sulfonester/DHEAS) erhöht (Chatzittofis et al. 2013). Auch über eine Beteiligung des endogenen Opoidsystems bei der Entstehung von Suizidalität wird diskutiert. Ein Zusammenhang zwischen erniedrigten Serotoninspiegeln und suizidalem Verhalten wird bei Rauchern (Malone et al. 2003) und bei Alkoholerkrankung (z. B. Zupanc et al. 2001) angenommen. Andere Neurotransmitter wie Noradrenalin beeinflussen z. B. die Impulsivität und erhöhen die Wahrscheinlichkeit für einen Suizid (Oquendo und Mann 2000). Bei Rauchern konnten auch niedrige Konzentration der Monoaminoxidase (MAO), die unter anderem Serotonin abbaut, gefunden werden (Lewitzka et al. 2008). Weiter wird bei Rauchern ein erhöhter oxidativer Stress als Faktor diskutiert, der suizidales Verhalten fördert (Vargas et al. 2013; Young 2013).

Die Wirkung von psychotropen Substanzen auf das serotonerge und das noradrenerge System hängen stark von der Art des Substanzkonsums und insbesondere von der aktuellen Konzentration der psychotropen Substanz ab. Um neurobiologische Einflussfaktoren einschätzen zu können, ist es notwendig, zwischen drei verschiedenen Zuständen zum Zeitpunkt des suizidalen Verhaltens zu unterscheiden, da in jedem dieser Zustände die pharmakologischen Wirkungen von psychotropen Substanzen unterschiedlich sind:

* Intoxikationsphase
* Entzugsphase bzw. Phase nachlassender Wirkung
* kein aktueller Konsum (mehrere Tage nachdem die Substanzen nicht mehr pharmakologisch wirksam sind)

In Tabelle 4.1 sind die wesentlichen Veränderungen der Neurotransmittersysteme bei Intoxikation bzw. Entzug von psychotropen Substanzen schematisch dargestellt. Da die Veränderungen sehr komplex sind, ist die Darstellung stark vereinfachend. Cloninger (1987) hat in seinem Persönlichkeitsmodell dem dopaminergen, noradrenergen und serotonergen Neurotransmittersystem bestimmte Persönlichkeitszüge zugeordnet. Diese sind für den ›Grundzustand‹ des Betreffenden kennzeichnend. Bei längerem, regelmäßigem Konsum versucht das Gehirn sich gegen die schädigenden Wirkungen der von außen zugeführten psychotropen Substanz zu schützen, in dem die Empfindlichkeit der Neurotransmittersysteme angepasst wird (Downregulation). Im Entzug, d. h. bei plötzlichem Fehlen der psychotropen Substanz, kommt es zu einer (überschießenden) Gegenregulation (Rebound).

In der Abstinenzphase normalisieren sich die Neurotransmittersysteme im Gehirn wieder. Die Zeitspannen für diese Regenerationsprozesse sind für die verschiedenen Neurotransmittersysteme unterschiedlich. Klinische Studien zeigen, dass bei Alkohol- oder auch Drogenkonsum das Risiko für einen Suizidversuch nach einer stationären Behandlung zwar zurückging, allerdings weiterhin erhöht war (Christiansen und Jensen 2009). Diese Studien unterstützen die Vermutung, dass die Veränderungen der Neurotransmittersysteme in der Intoxikations- bzw. Entzugsphase für die erhöhte Suizidalität maßgeblich sind.

Tab. 4.1: Schema zur Wirkung der psychotropen Substanzen auf Neurotransmittersysteme in der Intoxikations- bzw. Entzugsphase und entsprechende klinische Symptomatik

	Noradrenalin	Dopamin	Serotonin	GABA	Glutamat	Opiat	Acetylcholin	Cannabis
Intoxikation								
Alkohol		+	+	+++	– –	+		
Amphetamine	+	+++	(+)					
Cannabis								+++
Kokain	+	+++	+					
Nikotin		++					+++	
Opiate				+		+++		
Entzug								
Alkohol	+++	–		– – –				
Amphetamine	–	– –		– –				
Cannabis								
Kokain	–	– –	–					
Nikotin	–	– –					– – –	
Opiate	+++	– – –				– – –		

Tab. 4.1: Schema zur Wirkung der psychotropen Substanzen auf Neurotransmittersysteme in der Intoxikations- bzw. Entzugsphase und entsprechende klinische Symptomatik – Fortsetzung

	Noradrenalin	Dopamin	Serotonin	GABA	Glutamat	Opiat	Acetylcholin	Cannabis
Wirkungen*								
+	Risikobereitschaft↑ Unruhe, Angst Schlaf↓	Selbstwert↑ Belohnung Halluzinationen Wahn		Sedierung	Aktivierung Angst Schlaf↓	Sedierung Schmerzdämpfung	Vigilanz↑ Unruhe	▶Kap. 3.4
–	Müdigkeit	Langeweile Anhedonie	Aggression↑ Impulsivität↑ Stimmung↓	Enthemmung Unruhe		Schmerzen Unruhe	Vigilanz↓ Müdigkeit	

Halluzinogene und Medikamente sind nicht dargestellt, da es sich hierbei um sehr heterogene Gruppen handelt.
+: verstärkende (agonistische) Wirkung; −: hemmende (antagonistische) Wirkung
*: für Suizidalität relevante Wirkung (s. auch Cloninger 1987)

89

4.3.5 Entstehung von Suizidalität bei Suchtkranken

Bei Substanzabhängigen ist in sehr vielen Fällen nicht von einer längeren Entwicklung der Suizidalität auszugehen, sondern es kommt zu impulsiven suizidalen Handlungen (Koller et al. 2002; Conner et al. 2006; Petit et al. 2012; Wetterling und Schneider 2013). Es gibt nur wenige Modelle zur Entstehung von Suizidalität bei Alkoholgebrauch (Hufford 2001; Lamis und Malone 2012; Conner und Duberstein 2004). In ihrem Modell unterscheiden Lamis und Malone (2012) zwischen prädisponierenden und auslösenden Faktoren: Prädisponierende Faktoren sind Impulsivität, Hoffnungslosigkeit, Fehlen sozialer Unterstützung; auslösende Faktoren sind vorwiegend depressive Symptome (► **Abb. 4.2**).

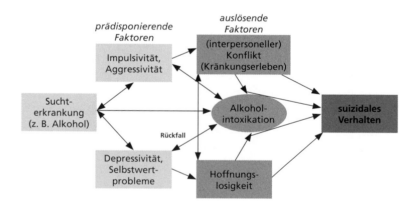

Abb. 4.2: Prädisponierende und auslösende Faktoren und ihr moderierender Einfluss auf den Zusammenhang zwischen Alkoholkrankheit und suizidalem Verhalten (in Anlehnung an Conner und Duberstein 2004)

Psychologische Mechanismen, die das Risiko für suizidales Verhalten bei Suchtkranken erhöhen können, hat Hufford (2001) zusammengestellt:

* Verringerung der psychischen Belastbarkeit
* Erhöhung der Aggressivität bzw. Destruktivität
* Förderung des Übergangs von Suizidgedanken in Suizidhandlungen
* Beeinträchtigung der kognitiven Fähigkeiten und in Folge davon Verhinderung der Entwicklung alternativer Bewältigungsstrategien (im Sinne einer gedanklichen Einengung)

In den Entwicklungsmodellen (Ringel 1953; Pöldinger 1968; ► Kap. 4.2.1), die versuchen, die Entwicklung von einem auslösenden Ereignis (z. B. Konfliktsituation) zu einer suizidalen Handlung zu beschreiben, wird eine mögliche Beeinflussung dieser Entwicklung durch psychotrope Substanzen kaum berücksichtigt. Eine ›narzisstische Krise‹ wird als wesentliche Konfliktsituation angesehen (Henseler 2000).

Im Folgenden soll versucht werden, aufzuzeigen, wie der Konsum psychotroper Substanzen zur Entwicklung suizidalen Verhaltens beitragen kann. Dies kann besonders eindrücklich an dem von Ringel (1953) ausgearbeiteten ›präsuizidalen Syndrom‹ erfolgen. Dieses Syndrom beschreibt den zunehmenden Verlust innerer und äußerer Freiheitsgrade des Betreffenden:

* Eine zunehmende Einengung der persönlichen Möglichkeiten (situative Einengung) ist dann anzunehmen, wenn der Betreffende durch eine Toleranzentwicklung immer mehr psychotrope Substanz benötigt und sein wesentliches Ziel darin besteht, sich wieder die Substanz zu besorgen. Dies ist besonders bei illegalen Substanzen der Fall. Dieser Aspekt (zunehmende Vernachlässigung anderer Interessen etc.) ist als ein Kriterium für Substanzabhängigkeit in der ICD-10 (WHO 1993) und im DSM-5 (APA 2013) enthalten.

* Zu einer zunehmenden Einengung der Gefühlswelt (dynamische Einengung) kommt es aufgrund der pharmakologischen Eigenschaften der psychotropen Substanzen, die sowohl im Intoxikationsstadium als auch im Entzug die Gefühlswelt dominieren. Im Entzug kommt es bei vielen Substanzabhängigen zu einem starken Craving, das mit einer zunehmenden gedanklichen Einengung auf Wiedererlangung der psychotropen Substanz einhergeht.

* Eine zunehmende Einengung im Sinne des Verlustes zwischenmenschlicher Beziehungen ist bei vielen Substanzabhängigen zu finden. Vielfach sind die familiären Bindungen oder die Beziehungen zu Arbeitskollegen aufgrund des Substanzkonsums zerstört (z. B. Trennung des Partners/der Partnerin, Verlust des Arbeitsplatzes etc.). Oft haben aufgrund der bei dem Betroffenen vorbestehenden Persönlichkeitsstörung (insbesondere Borderline- oder antisoziale Persönlichkeitsstörung, die bei Substanzabhängigen sehr häufig sind) enge zwischenmenschliche Beziehungen nie bestanden. Ähnliches gilt bei durch Substanzgebrauch induzierten Psychosen.

Diese drei Punkte führen zu einer Verringerung der psychischen Belastbarkeit (Hufford 2001). Eine Verringerung der psychischen Belastbarkeit ist in vielen Fällen durch die direkte pharmakologische Wirkung der psychotropen Substanzen gegeben. Insbesondere bei schnell wechselnder Wirkung (Rausch → Entzug, usw.) ist eine psychische Labilisierung zu erwarten, vor allem bei einem raschen Wechsel zwischen euphorischen Gefühlen (›kick‹, ›high‹, etc.), dem von dem Konsumenten gewünschten psychotropen Effekt, und gegenteiligen Gefühlen bis hin zu Depression bei nachlassender Wirkung der Substanz. Adversive Effekte bei Gebrauch der psychotropen Substanz erhöhen das Risiko für Suizidversuche bei Süchtigen (Yaldizli et al. 2010).

Eine Einengung der Wertewelt (»alles ist schlecht«) kann durch einen längeren Substanzkonsum gefördert werden. Einmal dadurch, dass durch eine Toleranzentwicklung immer mehr von der psychotropen Substanz benötigt wird und das wesentliche Ziel des Betreffenden darin besteht, sich wieder die Substanz zu besorgen. Auch wiederholte gescheiterte Versuche, abstinent zu werden bzw. zu bleiben, tragen dazu bei, alles negativ zu sehen. Auch die bei chronisch Substanzabhängigen häufigen kognitiven Störungen oder die durch Substanzgebrauch induzierten Psychosen können dazu führen, dass positive Alternativmöglichkeiten nicht mehr erkannt bzw. entwickelt werden können (Hufford 2001).

Eine gehemmte und gegen die eigene Person gerichtete Aggression kann durch die enthemmende Wirkung der psychotropen Substanz (z. B. Alkohol oder Kokain) aufgehoben und die Suizidhandlung kann umgesetzt werden (Erhöhung der Aggressivität bzw. Destruktivität im Sinne von Hufford 2001). Einige Studien zeigen, dass Suizidversuche bzw. Suizide oft impulsiv unter Alkohol- oder Kokaineinfluss erfolgen (Koller et al. 2002; Conner et al. 2006; Petit et al. 2012; Wetterling und Schneider 2013).

Auch der Ablauf einer suizidalen Entwicklung nach dem Modell von Pöldinger (1968) kann durch die Wirkung psychotroper Substanzen beeinflusst werden. Denn die Distanzierungs- und Steuerungsfähigkeit, die in dem Modell eine wichtige Rolle spielt, kann durch den Einfluss von psychotropen Substanzen früher/schneller eingeschränkt sein, so dass das Erwägungs-Stadium rascher in das Ambivalenz-Stadium oder Entschluss-Stadium übergehen kann. Insbesondere kann es vermehrt zu impulsivem Handeln unter dem Einfluss von Alkohol und Kokain kommen (Hufford 2001). Allgemein kommt vor allem bei jüngeren Menschen einer erhöhten Impulsivität eine wichtige Rolle bei suizidalem Verhalten zu (McGirr et al. 2008).

In ätiopathogenetischen Modellen kommen sowohl dem Gebrauch psychotroper Substanzen als auch einer gestörten Anpassungsleistung mit Einschränkung der Impulskontrolle große Bedeutung zu. In diesem Kontext sind auch die durch Gebrauch der psychotropen Substanz induzierten Psychosen bzw. psychotischen und vor allem depressiven Zustände (▶ **Kap. 3.1.2**) zu nennen. Bei vorbestehenden psychiatrischen Erkrankungen, insbesondere einer affektiven Störung, erhöht Substanzkonsum das Suizidrisiko (Dumais et al. 2005).

Frühere Traumatisierungen durch sexuellen, emotionalen und/oder körperlichen Missbrauch, die bei Substanzabhängigen besonders bei Gebrauch mehrerer Substanzen sehr häufig sind (z. B. Pedersen und Fiske 2010; Wojnar et al. 2009), führen ebenfalls zu einer gestörten Anpassungsleistung mit Einschränkung der Impulskontrolle und zu suizidalem Verhalten (Martinotti et al. 2009). Diese früheren Traumatisierungen bewirken Störungen in der Anpassung an schwierige Situationen und verringern die Impulskontrolle und führen damit letztendlich zu einer erhöhten Suizidalität (z. B. Wojnar et al. 2009).

Substanzkonsumenten versuchen häufig, ihren Substanzkonsum alleine oder mit Hilfe zu unterbrechen. Mit jedem gescheiterten Versuch oder nachfolgendem Rückfall sinkt die Selbstwirksamkeitserwartung, d. h. das Vertrauen, durch eigenes Handeln das Problem (Substanzabhängigkeit) ändern zu können. Die Betroffenen geraten dadurch zunehmend in einen Zustand der »erlernten Hilflosigkeit«, in dem ihre Selbstwirksamkeitserwartungen hinsichtlich der Bewältigung ihrer Sucht gegen Null tendieren und sie sich der psychotropen Substanz hilflos ausgeliefert fühlen. In dieser Situation kann es zu Suizidversuchen als ›letztem Ausweg‹ kommen.

Henseler (2000) sieht eine narzisstische Krise als wesentlichen auslösenden Faktor für Suizidversuche bzw. Suizide an. In einer narzisstischen Krise befindliche Menschen sind zutiefst in ihrem Selbstwert verunsichert, fühlen sich total verlassen, hilflos und ohnmächtig und durch Einflüsse aus der Umwelt (z. B. Verlust des Partners durch Trennung etc.) tiefgreifend gekränkt. Ob und inwieweit dies auch bei Suchtkranken zutrifft, ist bisher nicht untersucht worden. Die von Alkoholkranken mit suizidalem Verhalten angegebenen Motive (in etwa 60 % Partnerschaftskonflikte und soziale Probleme; Wetterling und Schneider 2013) deuten auf ›narzisstische Krisen‹ hin.

Nachahmungseffekt

Ob und inwieweit der Nachahmungseffekt, der in der Literatur häufig als ›Werther-Effekt‹ bezeichnet wird, auch bei Suiziden bzw. Suizidversuchen mit psychotropen Substanzen eine wichtige Rolle spielt, ist bisher nicht hinreichend untersucht worden, ebenso wie das Erleben von suizidalem Verhalten in der unmittelbaren Umgebung, das einen Einfluss auf eigene suizidale Handlungen haben kann (De Leo und Heller 2008).

Zusammenfassung

Klinisch besteht vielfach der Eindruck, dass der Konsum von psychotropen Substanzen, insbesondere von Alkohol, suizidales Verhalten fördert, vor allem häufig impulsiv zur Überwindung der Hemmungen führt, sich selbst etwas anzutun.

5

Diagnostik

5.1　Diagnostik von Suchterkrankungen

Die Schwierigkeiten einer Definition einer Suchterkrankung bestehen vor allem darin, dass eine vielgestaltige Symptomatik in verschiedenen Bereichen (körperlich, psychisch und sozial) mit unterschiedlichen Verlaufsmustern zu beschreiben ist. So werden in der wissenschaftlichen Literatur verschiedene Termini verwendet, u. a.:

* risikohafter Gebrauch/riskanter Konsum
* schädlicher Gebrauch/Abusus

+ Missbrauch
+ Abhängigkeit

Der Begriff Suchterkrankung wird im Folgenden als Oberbegriff benutzt. In der angloamerikanischen Literatur wird meist der Begriff ›substance use disorder (SUD)‹ als Oberbegriff verwendet, so auch im DSM-5 (APA 2013). Neu in DSM-5 wird im Kapitel ›substance-related and addictive disorders‹ auch die Spielsucht aufgeführt.

Die Diagnose eines Missbrauchs oder einer Abhängigkeit ist häufig schwierig zu stellen, da die Angaben der Betroffenen sehr ungenau sind bzw. diese jeglichen erhöhten Substanzkonsum negieren. Die wesentlichen Gründe hierfür sind, dass Suchterkrankungen sozial geächtet sind und viele psychotrope Substanzen nur illegal beschafft werden können, da sie dem Betäubungsmittelgesetz (BtMG) unterliegen.

Nach der Internationalen Klassifikation für Erkrankungen (ICD-10) der Weltgesundheitsbehörde (WHO 1993) wird zwischen schädlichem Gebrauch und Abhängigkeit unterschieden. Für die Diagnose eines schädlichen Substanzgebrauchs wird nur gefordert, dass eine Schädigung der psychischen oder physischen Gesundheit durch den erhöhten Substanzkonsum tatsächlich eingetreten ist.

Die Substanzabhängigkeit wird laut der international gebräuchlichen Definitionen der Suchterkrankungen (ICD-10 und DSM-5) als Syndrom beschrieben, d. h., eine bestimmte Anzahl aus einer ganzen Reihe von Merkmalen (Kriterien) muss in einem bestimmten Zeitrahmen (1 Jahr) vorhanden bzw. nachweisbar sein (▶ Tab. 5.1). Die diagnostischen Kriterien für eine Abhängigkeit der ICD-10 und für die Gebrauchsstörung nach DSM-5 basieren weitgehend auf dem Abhängigkeitskonzept von Edwards und Gross (1976).

Tab. 5.1: Vergleich der ICD-10-Kriterien für Substanzabhängigkeit bzw. der DSM-5-Kriterien für eine Gebrauchsstörung (substance use disorder)

Kriterium	ICD-10	DSM-5
Die Substanz wird in größeren Mengen über einen längeren Zeitraum konsumiert als beabsichtigt		X
Anhaltender Wunsch oder erfolglose Versuche, den Substanzkonsum zu verringern oder zu kontrollieren		X
Verminderte Kontrollfähigkeit des Substanzkonsums	X	
Starker Wunsch oder eine Art Zwang, die Substanz zu konsumieren (›Craving‹)	X	X
Hoher Zeitaufwand zur Beschaffung, des Gebrauchs der psychotropen Substanz und der Erholung von deren Wirkungen		X
Versagen bei der Erfüllung wichtiger Pflichten bei der Arbeit, Schule oder zuhause		X
Weiterer Konsum trotz sozialer/zwischenmenschlicher Probleme, hervorgerufen oder verstärkt durch den Substanzgebrauch		X
Weiterer Konsum in Situationen, die zu körperlichen Schädigungen führen können		X
Vernachlässigung anderer Aktivitäten zugunsten des Substanzkonsums	X	X
Körperliches Entzugssyndrom	X	
Nachweis einer Toleranz/ *Toleranzentwicklung*	X	X
Anhaltender Substanzkonsum trotz des Wissens schädlicher Folgen (psychisch und körperlich)	X	X

5.2 Erkennen und Diagnostik von Suizidalität

Ein absolut sicheres diagnostisches Instrument zur Beurteilung des aktuellen Suizidrisikos sowie einer zukünftigen Suizidgefahr gibt es nicht. Nach Suizidalität sollte immer gefragt werden (nach Wolfersdorf 2008a):

* im Erst-/Aufnahmegespräch
* in jeder Krisensituation
* in laufenden Therapien:
  - bei Verdacht auf nichtoffenen Umgang mit Suizidalität
  - bei fremdanamnestischen Hinweisen
  - bei Suizidalität fördernder Symptomatik und Verschlechterung

Grundsätzlich kann in jedem Behandlungsverlauf Suizidalität neu auftreten. Daher ist eine nach den Besonderheiten des Einzelfalls ausgerichtete regelmäßige Erfassung notwendig.

Zur Diagnostik von akuter Suizidalität gehört das Wissen um Risikogruppen. Solche Risikogruppen sind durch Faktoren für ein erhöhtes Suizidrisiko gekennzeichnet (siehe Practice Guideline for the Assessment and Treatment of Patients with Suicidal Behaviours; Work Group on Suicidal Behaviors et al. 2010).

Suizidideen/suizidales Verhalten

* Suizidideen (gegenwärtig oder früher)
* Suizidpläne (gegenwärtig oder früher)
* Suizidversuche (einschließlich abgebrochener oder unterbrochener Versuche)
* Suizidabsichten
* Letalität der (geplanten) Suizidmethode

Psychische Erkrankungen

* depressive Episode
* bipolare affektive Störung (bevorzugt in depressiven oder gemischten Episoden)
* Schizophrenie
  Anorexie
  Störungen durch Konsum von Alkohol
  andere Störungen durch Konsum psychotroper Substanzen
* Cluster-B-Persönlichkeitsstörungen (insbesondere Borderline-Persönlichkeitsstörung)
* Komorbidität von Achse-I- und/oder Achse-II-Störungen

Körperliche Erkrankungen

* Erkrankungen des Nervensystems (Multiple Sklerose, Morbus Huntington, Verletzungen des Gehirns oder der Wirbelsäule, Anfallsleiden u. a.)
* Krebserkrankungen
* HIV/AIDS
* Magen-/Darm-Ulzera
* Chronisch-obstruktive Lungenerkrankungen
* Hämodialyse-pflichtige Niereninsuffizienz
* Systemischer Lupus erythematodes
* Chronische Schmerzsyndrome
* Funktionseinschränkungen

Psychosoziale Faktoren

* aktuelles Fehlen sozialer Unterstützung (einschl. Alleinleben)
* Arbeitslosigkeit
* Verschlechterung des sozioökonomischen Status
* schlechte familiäre Beziehungen
* häusliche Gewalt (assoziiert mit einer erhöhten Rate von Suizidversuchen, keine Evidenz für erhöhte Suizidrate)
* kürzlich belastende Lebensereignisse

Kindheitstraumata

* sexueller Missbrauch
* körperlicher Missbrauch

Genetische und familiäre Einflüsse

* Suizide in der Familienanamnese (insbesondere bei Angehörigen ersten Grades)
* psychische Erkrankungen, einschließlich Störungen durch Konsum psychotroper Substanzen in der Familienanamnese

Diese sehr umfängliche Liste zeigt alle Faktoren, die in epidemiologischen Untersuchungen als Risikofaktoren für Suizid nachgewiesen sind (▶ **Kap. 4.2.2**). Risikofaktoren sind definiert als ›pathogene Bedingungen, die in Bevölkerungsstudien bei der Untersuchung der Entstehungsbedingungen bestimmter Krankheiten statistisch gesichert wurden‹ (Pschyrembel 2012). Solche Risikofaktoren können synergistisch interagieren (siehe Schneider et al. 2008, 2009b). Risikofaktoren sagen jedoch nichts über das individuelle Suizidrisiko aus. Zudem spielen Resilienzfaktoren, die wahrscheinlich nur auf jeweils spezifische Risikofaktoren Einfluss haben, eine Rolle (sog. Buffering-Hypothese; Johnson et al. 2011).

Von Risikofaktoren müssen Warnzeichen abgegrenzt werden (Rudd et al. 2006; ▶ **Tab. 5.2**). Warnsignale für eine Suizidgefährdung sind Suiziddrohungen oder Androhung von Selbstverletzung, Schmieden von Suizidplänen, Sprechen über Suizid, Hoffnungslosigkeit, Wut, Ärger, impulsives oder rücksichtsloses Verhalten, Auswegslosigkeitsgefühl, Rückzug von der Familie, Freunden oder der Gesellschaft, zunehmender Alkohol- oder Drogenkonsum, Angst, Unruhe, Schlafstörungen und Sinnlosigkeitsgefühl (ebd.).

Die Grundlage für die Bewertung der Suizidalität ist das subjektive Erleben der Situation durch den Patienten, die entwickelten Zukunftsperspektiven und der Handlungsdruck. Wichtig ist, immer den Betroffenen auf die eventuell bestehenden Todeswünsche anzuspre-

101

Tab. 5.2: Differenzierung von Warnzeichen und Risikofaktoren

	Warnzeichen	Risikofaktoren
Beziehung zum Suizid	proximal	distal
Evidenz	klinisch beobachtet	empirische Forschung
Spezifität der Definition	schlecht	definierte Konstrukte (z. B. standardisierte Diagnosesysteme)
anwendbar auf	Einzelpersonen	Bevölkerungsgruppen
Zeitbezug des Risikos	unmittelbar bevorstehend	langdauernd, dauerhaft
Implikation für die klinische Praxis	Intervention erforderlich	Wissen
Verlauf	transient	oft statisch
Erfahrungscharakter	subjektiv	objektiv
Zielgruppe	Öffentlichkeit, Laien; Kliniker	Wissenschaftler

chen und gegebenenfalls abzuschätzen, in welcher Phase der Suizidalität sich der Betroffene befindet: Erwägung – Ambivalenz – Entschluss (▸ Kap. 4.2). Eine typische Fehlannahme ist, dass Menschen, die über den Suizid sprechen, sich nicht das Leben nehmen und dass das Gespräch über mögliche Suizidabsichten Menschen erst darauf bringt, es zu tun.

Für stationäre Patienten wurden Orientierungspunkte zur Exploration von Suizidalität erarbeitet (Arbeitsgemeinschaft ›Suizidalität und Psychiatrisches Krankenhaus‹ 2011; Wolfersdorf und Franke 2006):

* Aktuell Suizidalität vorhanden?
* Eigen-/fremdanamnestisch glaubhaft verneint?
* Suizidversuche oder suizidale Krisen in der Vorgeschichte? In welcher Form?

- Distanzierung von Ausführung der Suizidgedanken/-pläne möglich?
- Verleugnung der Suizidalität trotz anders lautender Informationen?
- Wie konkret sind die Pläne (z. B. Ort und Ablauf geplant, Suizidmittel verfügbar, bereits beschafft)?
- Handlungsdruck? Impulsivität? Beherrschbarer Drang?
- Glaubwürdigkeit? Offenheit? Hilfesuche?
- Externe Bindungen (Familie, Kinder, usw.)? Innere Bindungen (Hoffnung, Vertrauen, frühere Erfahrungen, Zukunftsplanung, -perspektiven, religiöse Haltung, usw.)?
- Familienanamnese für Suizid positiv?

Zum *Abschätzen des Suizidrisikos* eignen sich beispielsweise folgende Fragen (DGPPN et al. 2012; Pöldinger 1982; Work Group on Suicidal Behaviors et al. 2010):

- *»Haben Sie in letzter Zeit daran denken müssen, nicht mehr leben zu wollen oder lieber tot zu sein?«*
  »Häufig?«
- *»Haben Sie auch daran denken müssen, ohne es zu wollen? D. h. mit anderen Worten: Haben sich Suizidgedanken aufgedrängt?«*
  »Konnten Sie diese Gedanken beiseiteschieben?«
- *»Haben Sie konkrete Ideen, wie Sie es tun würden?«*
- *»Haben Sie Vorbereitungen getroffen?«*
- *»Umgekehrt: Gibt es etwas, das Sie davon abhält?«*
- *»Haben Sie schon mit jemandem über Ihre Suizidgedanken gesprochen?«*
- *»Haben Sie jemals einen Suizidversuch unternommen?«*
- *»Hat sich in Ihrer Familie oder Ihrem Freundes- und Bekanntenkreis schon jemand das Leben genommen?«*

103

Konkrete Pläne in Bezug auf Zukunftsperspektiven:

* *»Was würden Sie in Ihrem Leben anders machen als bisher?«*
* *»Wie geht es mit Ihrem Leben nach dem hiesigen Aufenthalt weiter?«*
* *»Was haben Sie konkret vor?«*

Bei Patienten mit Migrationshintergrund gibt es Besonderheiten (siehe auch Arbeitsgemeinschaft ›Suizidalität und Psychiatrisches Krankenhaus‹ 2011):

* Haltung der Anteil nehmenden, wohlwollenden Neugier gegenüber anderen Kulturen:
  »Wie würde dieses Problem in ihrem Herkunftsland verstanden werden? Und wie behandelt werden?«
* Aufbau einer tragfähigen und vertrauensvollen Therapeut-Patient-Beziehung: Beziehung vor Sache, Brücke zum Partner
* Sicherstellung einer Verständigungsbasis: ggf. Einsatz von Sprach- und Kulturmittlern als Übersetzer
* Achten auf sprachlich-kulturell und religiös bedingte Missverständnisse im Gespräch
* Akkulturationsstil und -niveau einschätzen:
  »Fühlen Sie sich in Deutschland zu Hause? Haben Sie hier einen guten Freund, an den Sie sich auch bei Schwierigkeiten wenden können?«
* Exploration der subjektiven Bilanz und Bewertung des Migrationsprozesses (möglicher Statusverlust durch Migration, mögliche Enttäuschungen, traumatische Erlebnisse):
  »Welche Hoffnungen und Erwartungen haben sich erfüllt, welche nicht? War es im Nachhinein richtig, diesen Schritt zu gehen?«
* Berücksichtigung der kulturell unterschiedlichen Bedürfnisse von Autonomie und Einbindung in familiäre und soziale Kontexte bei Migranten

- Suizidales Verhalten unter Umständen als Kommunikation einer unlösbar erscheinenden Problemlage, z. B. aufenthaltsrechtliche, familiäre, finanzielle oder partnerschaftsbezogene Problemlagen
- Nutzung kulturspezifischer Ressourcen, z. B. Nutzung der Eingebundenheit in familiäre Strukturen oder Rollen, kultur- und religionsspezifische Vorstellungen und Bewertungsstrategien

Erst aus diesen Informationen lassen sich therapeutische und pflegerische fürsorgliche Handlungskonsequenzen ableiten. Grundsätzlich kann sich der Therapeut natürlich in der Beurteilung von Suizidalität und der Einschätzung des akuten Handlungsdruckes eines Patienten irren. Es ist jedoch ernsthaft, fürsorglich und entsprechend dem therapeutischen und pflegerischen Standard zu handeln.

Merke
Suizidalität sollte immer direkt und ernsthaft thematisiert, präzise und detailliert erfragt und vor dem Hintergrund vorhandener Ressourcen beurteilt werden.

Von der American Psychiatric Association (Work Group on Suicidal Behaviors et al. 2010) wurden auch Faktoren aufgelistet, die protektiv gegen Suizid wirken: Dazu gehören Variablen wie Kinder, Schwangerschaft, Religiosität, Zufriedenheit mit dem Leben und soziale Unterstützung. Bei Frauen nimmt während der Schwangerschaft (Harris und Barraclough 1997) und mit steigender Kinderzahl das Suizidrisiko ab; Kleinkinder sind für Frauen ein stark protektiver Faktor gegen Suizid (Qin und Mortensen 2003). Religiöse Einstellung, insbesondere der Gottesdienstbesuch, war ein signifikant protektiver Faktor gegen Suizid (Kleiman und Liu 2014), jedoch nicht mehr bei Berücksichtigung einer gravierenden aktuellen psychischen Störung (Achse-I-Störung; Foster et al. 1999). Bei Angehörigen islamischer Religion wurden besonders niedrige Suizidraten beobachtet

105

(siehe Schneider 2003). Sportliche Aktivität ist ebenfalls ein protektiver Faktor gegen Suizid (Paffenbarger Jr. et al. 1994; Müller et al. 2009).

Von der American Psychiatric Association (Work Group on Suicidal Behaviors et al. 2010) werden auch Faktoren, die auf klinischer Erfahrung und nicht auf Forschungsdaten beruhen, als protektive Faktoren aufgelistet: Gefühl der Verantwortlichkeit für die Familie, Fähigkeit zur Realitätsüberprüfung, positive Bewältigungs- bzw. Problemlösestrategien, positive therapeutische Beziehung.

Exkurs: Risikolisten zur Beurteilung von Suizidalität
Die Einschätzung von Suizidalität muss immer im Gespräch erfolgen. Es gibt eine Reihe von diagnostischen Fragebögen, die Suizidalität (mit-)abfragen (siehe Wolfersdorf 2008a):

* Diagnostic Interview Schedule (DIS)
* Positive and Negative Syndrome Scale (PANSS)
* Beck Depression Inventory (BDI)
* Hamilton Depression Scale (HAMD)
* Index of Potential Suicide: Rating Scale for Suicide Prevention
* Columbia Suicide Severity Rating Scale
* Beck Scale for Suicide Ideation
* Beck Suicide Intent Scale
* Intent Scales
* SADPERSONS Scale zur Einschätzung des Suizidrisikos

Im deutschsprachigen Raum wird bis heute der ›Fragenkatalog zur Abschätzung der Suizidalität nach Pöldinger‹ (1968) zur Unterstützung einer Abklärung der Suizidalität genutzt. Für Kriseninterventions- bzw. Telefonseelsorgeeinrichtungen entwickelten Hatton und Valente (1984) eine Liste zur Einschätzung des aktuellen Suizidrisikos. Im pflegerischen Bereich wird die NGASR-Skala (Nurses Global Assessment of Suicide Risk) verwendet. Auch hierbei handelt es sich wie bei allen Risikolisten um eine Checkliste, die das direkte Gespräch mit dem Patienten keinesfalls ersetzt. Vielmehr verleitet der Einsatz der Fragebögen häufig dazu, dass Dynamik und Individualität des Suizidrisikos unterschätzt werden. Bei den meisten der oben aufgeführten Instrumente wurden die Sensitivität und Spezifität nicht in prospektiven Studien untersucht; die SADPERSONS Scale zeigte zwar eine gute Spezifität, jedoch lediglich eine Sensitivität von 6,6 % im Verlaufszeitraum von sechs Monaten (Saunders et al. 2013). All diese Fakten unterlegen, dass ein größerer Fokus auf den direkten Kontakt mit dem Patienten und das Beziehungsangebot gelegt werden muss.

107

6

Interventionsplanung, interdisziplinäre Therapieansätze

6.1 Therapie der Abhängigkeitserkrankungen

6.1.1 Alkoholabhängigkeit

Die Behandlung des Alkoholgefährdeten oder -abhängigen sowie der damit verbundenen klinischen Erscheinungsbilder muss entsprechend dem ›Stadium‹ der Erkrankung individuell geplant werden.

Bei einer Alkoholintoxikation richten sich die erforderlichen therapeutischen Maßnahmen nach der Schwere des Rauschzustandes. Ab einem Blutalkoholspiegel von ca. 3,5 bis 4 Promille (je nach körperlicher Verfassung auch bei niedrigeren Spiegeln) ist eine intensivmedizinische Behandlung notwendig. Viele Parameter (z. B. Trinkmenge, Trinkdauer, Laborwerte, etc.) sind zur Abschätzung der Schwere eines Alkoholentzugs untersucht worden. Nur wenige der untersuchten Parameter gestatten eine Vorhersage. Diese sind in einem Score (Lübecker Alkoholentzugs-Risiko-Skala LARS) zusammengefasst (Wetterling et al. 2006). Ein guter klinischer Hinweis auf einen zu erwartenden schweren Entzug ist das Auftreten von typischen Entzugssymptomen (Tremor, Schwitzen, etc.) bereits bei Promillewerten > 1.

Nach heutiger Auffassung sollte eine Entzugsbehandlung sich nicht auf rein körperliche und pharmakologische Maßnahmen beschränken, sondern im Sinne eines ›qualifizierten Entzugs‹ zugleich motivationsfördernde Maßnahmen zur Förderung von Krankheitseinsicht und Veränderungsbereitschaft beinhalten. Ziel sollte das Erreichen einer möglichst dauerhaften Abstinenz sein. In vielen Fällen kann diese nur durch eine weiterführende Entwöhnungsbehandlung (Langzeittherapie) erzielt werden.

Zur Verhinderung von Rückfällen und zur Verbesserung eines kurzzeitigen Copings kann eine suchtspezifische medikamentöse Zusatzbehandlung erwogen werden, die in Verbindung mit den bewährten psychotherapeutischen Verfahren die Häufigkeit von Rückfällen senkt. Die Ergebnisse der COMBINE-Studie (z. B. Anton et al. 2006) zeigten im Vergleich zu psychotherapeutischen Verfahren nur bei Gabe von Naltrexon (kompetitiver Antagonist an Opioidrezeptoren; Adepend®) positive Effekte hinsichtlich der Aufrechterhaltung einer erreichten Abstinenz. Nach einer Übersichtsarbeit verhindert auch Acamprosat signifikant häufiger Rückfälle im Vergleich zu Placebo (Mann et al. 2004). Eine Trinkmengenreduzierung ist durch den Einsatz von Nalmefen (Antagonist/Partialagonist an Opioidrezeptoren) möglich (Soyka 2014). Allerdings ist der Effekt meist gering. Psychosoziale Behandlungselemente sind unabdingbar im Behandlungsprogramm der Alkoholabhängigkeit (American Psychiatric Association 1995).

6.1.2 Nikotinabhängigkeit

In der Therapie von Nikotinabhängigen sind die therapeutischen Erfolge bei gleichzeitigem Einsatz mehrerer Methoden am besten. Evidenzbasierte Verfahren sind Kurzinterventionen in Form eines ärztlichen Rates und Verhaltenstherapie sowie medikamentöse Behandlungsverfahren wie Nikotinersatztherapie und die Behandlung mit Bupropion. Die Kombination von Nikotinsubstitution und Verhaltenstherapie führt zu Abstinenzraten nach einem Jahr von etwa 30 %, Nikotinsubstitution mit der Gabe entsprechender Broschüren führt in 20 bis 25 % der Fälle zur Abstinenz.

6.1.3 Drogenabhängigkeit

Bei Drogenabhängigkeit findet eine körperliche Entgiftung zunehmend als sogenannte qualifizierte Entgiftung mit aktiver Motivationsförderung zur Weiterbehandlung statt. Bei substituierten Patienten mit entsprechendem Behandlungswunsch wird oft nur eine Teilentgiftung durchgeführt. Entgiftungsbehandlungen können dabei ohne Medikamente, medikamentengestützt (z. B. mit Buprenorphin) oder – bei Opioiden – forciert (durch schrittweise Reduktion innerhalb weniger Tage) durchgeführt werden.

Entwöhnungstherapien werden meist stationär über mehrere Monate hinweg durchgeführt. Sie umfassen psychotherapeutische und Trainingsmaßnahmen zum Erwerb sozialer Fertigkeiten. Die Substitutionsbehandlung mit Methadon stellt eine sehr effektive Behandlung der Opioidabhängigkeit dar, mit größerer Haltekraft (hinsichtlich des Verbleibens in der Behandlung) und stärkerer Senkung des Heroingebrauchs im Vergleich zu Behandlungen, die nicht auf dem Ersatz von Opioiden beruhen (Mattick et al. 2009).

6.1.4   Medikamentenabhängigkeit

Benzodiazepine werden schrittweise unter Berücksichtigung der klinischen Symptomatik entzogen. Die Entzugssymptome stellen sich dosisabhängig nach ungefähr 24 Stunden ein, bei langwirksamen Präparaten kann es sogar bis zu einer Woche dauern. Je nach Dauer des Konsums, Dosis und Alter des Patienten persistieren die Entzugssymptome über mehrere Wochen oder gar Monate und führen nicht selten zum Abbruch des Entzuges. Benzodiazepine sollten daher schrittweise reduziert werden, z. B. pro Woche um maximal ein Viertel der Anfangsdosis. Kompliziert wird der Entzug dadurch, dass Symptome der Störung, beispielsweise Ängste, die ursprünglich zur Einnahme der Benzodiazepine geführt hatten, wieder auftreten können.

6.1.5   Behandlung der Sucht bei Komorbidität mit anderen psychischen Erkrankungen

Affektive Störungen

Obwohl Komorbidität von affektiven Störungen und Störungen durch Konsum psychotroper Substanzen häufig ist, gibt es hierzu nur wenige Untersuchungen zur pharmakologischen Behandlung (Pettinati et al. 2013). Die Behandlung einer Substanzabhängigkeit sollte integriert mit der Behandlung einer anderen psychischen Erkrankung erfolgen (Weiss et al. 2007).

Abstinenz ist häufig mit einer Besserung bis hin zum völligem Abklingen der Depression assoziiert (z. B. Nunes und Levin 2006); hingegen begünstigt eine aktuelle depressive Symptomatik einen Rückfall bei Alkoholabhängigkeit (Kodl et al. 2008). Falls während der Abstinenz Kriterien für eine Depression nach DSM-5 oder ICD-10 vorliegen, sollte eine Behandlung mit Antidepressiva erfolgen (z. B. Nunes und Levin 2006). Jedoch hat die Behandlung einer affektiven Störung, insbesondere wenn diese durch den Konsum psychotroper

111

Substanzen aufrecht erhalten wird, einen positiven Einfluss auf den Verlauf der Suchterkrankung (Pettinati 2004; Nunes und Levin 2008); allerdings sind die Ergebnisse hierzu nicht eindeutig (Pettinati et al. 2013).

Bei Manual-geleiteten psychosozialen Interventionen als Basisbehandlung der Abhängigkeit war durch eine zusätzliche antidepressive Medikation keine weitere Besserung erzielbar (Nunes und Levin 2006, 2008). Die Einnahme von Methadon oder Buprenorphin war bei Opiatabhängigen mit Depression mit einer wesentlichen Besserung der depressiven Symptomatik assoziiert (Nunes et al. 2004).

Serotonin-Wiederaufnahmehemmer (SSRIs) gelten als Antidepressiva der Wahl für die Behandlung von komorbider Alkoholabhängigkeit und Major Depression, da SSRIs auch bei Überdosierung sicherer sind, von den meisten Patienten besser toleriert werden und in der Regel weniger Interaktionen bei Kombination mit Drogen als trizyklische Antidepressiva haben (Nunes und Levin 2008). Bezüglich Suizidversuchen bzw. selbstverletzendem Verhalten und Suiziden bestand kein Unterschied von SSRIs zu Trizyklika (Martinez et al. 2005). Zusätzlich können beispielsweise bei Schlafstörungen Substanzen wie Mirtazapin oder Trazodon eingesetzt werden (Thase et al. 2001). Das Craving nach Alkohol wird durch Antidepressiva nur in geringem Maße beeinflusst (siehe Wetterling 1999).

Eine Kombination von kognitiver Verhaltenstherapie und Pharmakotherapie verringerte die depressive Symptomatik und erhöhte die Medikamentencompliance (Schmitz et al. 2002).

Andere psychische Erkrankungen

Clozapin (für dieses Medikament gibt es spezielle Regelungen für die Verordnung) gilt als Therapie der Wahl bei Komorbidität von Schizophrenie mit Suchterkrankungen; für diese Substanz sind vermindertes Kokain-Craving, verminderter Substanzkonsum sowie eine erhöhte Abstinenzrate nachgewiesen (Green 2006). Als weitere wirksame Substanzen werden derzeit Olanzapin, Quetiapin und Aripiprazol diskutiert (Green 2006).

Bei Angststörungen wird neben einer psychotherapeutischen Behandlung der Einsatz von Buspiron empfohlen (Kranzler et al. 1994). Bei Persönlichkeitsstörungen sind insbesondere psychotherapeutische und soziotherapeutische Maßnahmen von Bedeutung (Kienast und Foerster 2008).

Abschließend ist zu erwähnen, dass bei Abhängigkeitserkrankungen keine Verordnung von Medikamenten mit hohem Abhängigkeitspotential erfolgen sollte. Zudem müssen besonders Kontraindikationen, mögliche Interaktionen von Medikamenten und Verstärkung von Nebenwirkungen mit den konsumierten psychotropen Substanzen berücksichtigt werden.

6.2 Interventionen bei Suizidalität

6.2.1 Therapeutischer Umgang mit akuter Suizidalität

Grundsätzlich muss bei Verdacht auf suizidale Gefährdung immer ein kompletter psychopathologischer Befund (einschließlich Schweregrad der Suizidalität) erhoben werden. Folgende Punkte führen Indikatoren für eine akute suizidale Gefährdung auf (Bronisch 2002; Wolfersdorf et al. 2002):

- Distanziert sich der Patient von Suizidideen?
- Erlebt der Patient drängende Suizidgedanken? Wie hoch ist der aktuelle Handlungsdruck?
- Liegen Risikofaktoren für Suizid vor?
- Besteht aktuell ein Substanzkonsum?
- Ist impulsiv-aggressives Verhalten aufgetreten?
- Besteht Komorbidität mit einer anderen psychischen Erkrankung?
- Gibt es aktuelle belastende Lebensereignisse?
- Hat der Patient früher Suizidversuche verübt?

113

- Gibt es Suizid(versuch)e in der Familienanamnese?
- Wie sind die derzeitigen Lebensumstände des Patienten?

Bei einem bereits durchgeführten Suizidversuch sollte zusätzlich abgeklärt werden:

- Besteht eine psychiatrische Komorbidität?
- Welche Risikofaktoren gibt es für eine Wiederholung?

Generell wird auf die Empfehlungen von Sonneck (1985) zurückgegriffen: Nach der gründlichen Untersuchung, dem Erkennen und der Diagnostik muss die akute Stabilisierung des Patienten erfolgen. Grundsätzliche Interventionen bei suizidalen Krisen sind das Akzeptieren des suizidalen Verhaltens als Notsignal, Verstehen der Bedeutung und der subjektiven Notwendigkeit dieses Notsignals und die Bearbeitung der gescheiterten Bewältigungsversuche. Die wichtigste Voraussetzung für eine effiziente Krisenintervention ist der Aufbau einer vertrauensvollen und tragfähigen Beziehung, in der der Patient offen über seine aktuellen Beschwerden und die auslösende Situation sprechen kann. Des Weiteren gilt es zu klären, wer als Hilfsperson in die Krisenintervention mit einbezogen werden kann. Nach Möglichkeit sollten bestehende vertraute Hilfssysteme des Patienten wiederhergestellt werden. Dazu zählt die aktive Kontaktaufnahme mit Angehörigen, Freunden oder Nachbarn. Für künftige Krisen sollten alternative Problemlösungen und ein Kontaktangebot als Hilfe zur Selbsthilfe erarbeitet werden.

Die *Grundprinzipien* der Krisenintervention bzw. der notfallpsychiatrischen Intervention bei Suizidalität lassen sich als vier Säulen formulieren (Wolfersdorf 2008b):

- Beziehung (Zeit, Raum, Akzeptanz und Verständnis von Suizidalität als Notsignal,»Sicherung durch Beziehung«)
- Diagnostik und Einschätzung von Suizidalität und Handlungsdruck, Diagnostik von psychischer Störung und Krise (akute Psy-

chopathologie, Belastungs-, Konfliktfaktoren), differentialdiagnostische Einschätzung

* Fürsorge/Management der akuten Situation (ambulante oder stationäre Behandlung, Notfallsituation, längerfristige Therapieplanung, Einbeziehung von Angehörigen, »Kommunikation und Kontrolle«)
* Therapie der akuten suizidalen Krise unter Berücksichtigung einer möglichen psychischen Störung mit dem Ziel einer Reduktion des Handlungsdrucks, gegebenenfalls Einleitung einer Psychotherapie, Soziotherapie und einer adäquaten pharmakologischen Behandlung der zugrunde liegenden psychischen Erkrankung

Die Art und Weise, wie andere Personen auf die Mitteilung von Suizidgedanken, Suizidplänen und Suizidabsichten reagieren, beeinflusst, inwieweit wichtige Personen in der Umgebung eines Suizidalen Suizidalität erkennen und mit empathischem und unterstützendem Verhalten und Vermittlung adäquater Hilfe auf Hinweise für Suizidalität reagieren. Die wesentlichen Merkmale des Gesprächs- und Beziehungsangebots an suizidale Patienten sind im Folgenden zusammengestellt (Schneider et al. 2011b):

* Raum und Zeit zur Verfügung stellen (Zuwendungsangebot), Schaffen einer vertrauensvollen Atmosphäre
* Sicherung eines emotionalen Zugangs und einer entsprechenden emotionalen Reaktion des Patienten
* beruhigende Versicherung, dass Hilfe möglich ist
* offenes, direktes, ernst nehmendes Ansprechen von Suizidalität
* Entdramatisierung, aber auch
* Vermeidung von Bagatellisierung
* nicht wertendes Gesprächsverhalten
* Lebensgeschichtliche Zusammenhänge verstehen und einbeziehen
* Fragen nach und Erinnerung an bindende, d. h. am Suizid hindernde äußere und innere Faktoren (Cave: Vorsicht ist hier z. B. bei Patienten in sehr schwieriger sozialer/familiärer Situation

115

geboten, bei denen solche bindenden Faktoren nicht erkennbar sind!)
* Vermittlung von Hoffnung, Hilfe und Chancen auf Veränderung (Zukunftsorientierung) sowie ein Angebot für weitere Therapie (selbst oder Vermittlung) und eine entsprechende Planung

Folgende Ziele sollten bei der Krisenintervention bei Suizidgefährdeten vorhanden sein (siehe Wolfersdorf et al. 2002) und am Ende des Erstgesprächs geklärt sein (Etzersdorfer 2008; Wedler 1987):

1. *Klärung:*
   - Psychosoziale Situation? (z. B. Wohnsituation? Versorgung?)
   - Beziehungsstruktur? (z. B. Partner? Konfliktpartner? Vereinsamt?)
   - Verhaltensrepertoire des Patienten? (z. B. kognitive Funktionen? Einengungen? Affekte?)
2. *Weichenstellung:* Wie geht es jetzt unmittelbar weiter?
3. *Motivation* zur Nachsorge/Therapie

Folgende wichtige Fragen sollten am Ende eines Kriseninterventionsgesprächs klargestellt sein:

* *»Wie geht es jetzt unmittelbar weiter?«*
* *»Wer ist als Ansprechpartner unmittelbar verfügbar?«*
* *»Welche Personen werden einbezogen?«*
* *»Ist eine stationäre Unterbringung notwendig, ggf. auf einer geschützten Station?«*
* *»Ist eine medikamentöse Therapie (vorübergehend) sinnvoll?«*
* Wichtig: institutioneller Rahmen, der dem Therapeuten Rückhalt und Supervisionsmöglichkeit gewährt

Angehörige sollten, wenn immer möglich, in eine Krisenintervention mit einbezogen werden. Medikamente zielen auf eine Besserung der Stimmungslage und eine Minderung der Suizidalität ab (Bronisch 2008). Ein institutioneller Rahmen, der dem Therapeuten Rückhalt und Supervisionsmöglichkeiten gewährt, steht insbesondere im ambulanten Bereich nicht immer zur Verfügung. Mögliche Hilfen könnten in diesem Fall Supervision, Intervision und Balint-Gruppen sein. Bei ausgeprägter Suizidalität und fehlender sozialer Unterstützung sollte die Einweisung in eine psychiatrische Klinik erfolgen – bei fehlender Absprachefähigkeit auf eine geschützte (geschlossene) Station.

Es gibt keine empirisch hergeleiteten Kriterien für die Hospitalisierung von suizidalen Abhängigen. Die sofortige stationäre Aufnahme ist jedoch eine wichtige Komponente bei der akuten Verhinderung eines Suizids. Bei Vorhandensein eines konkreten Suizidplanes, bei weiter bestehender Suizidabsicht oder nach einem schweren Suizidversuch mit deutlicher Lebensgefahr sollten unbedingt eine medizinische Notfallbehandlung und anschließend eine Hospitalisierung erfolgen; ein psychiatrisch-psychotherapeutischer Kontakt sollte zeitnah nach einem Suizidversuch hergestellt werden (Wedler 1987). Auch wenn frühere Suizidversuche, Hoffnungslosigkeit, psychotische Symptomatik, Impulsivität und schwere Agitation vorliegen, sollte dringend eine Krankenhauseinweisung erwogen werden. Weitere Indikationen sind eine schlechte Qualität des therapeutischen Kontakts, Fremdgefährdung oder Drohung mit erweitertem Suizid, schwierige soziale Situation, wenn eine Herausnahme aus dem Krisenfeld angezeigt ist oder kein ambulantes Hilfsangebot verfügbar ist (siehe Dorrmann 2009).

Die Aufnahme in eine psychiatrische Klinik hängt zentral mit der möglicherweise weiterhin bestehenden Lebensgefahr zusammen. Wichtig ist dabei, ob ein tragfähiger Kontakt zwischen dem Suizidalen und den Professionellen (dem einzelnen und/oder der Institution) entsteht. Die Entscheidung für eine Einweisung in eine psychiatrische Klinik sollte unbedingt das Sicherheitsbedürfnis des professionellen Helfers mit berücksichtigen. Weitere wichtige patientenbezogene Aspekte sind ein besonders schwerer Suizidversuch mit deutlicher Lebensgefahr, anhaltende Suizidalität, eine psychotische Symptomatik, eine mögliche Fremdgefährdung oder die entlastende Wirkung, aus einem konflikthaften Beziehungsfeld heraus zu kommen.

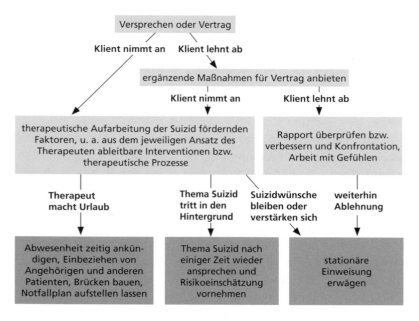

Abb. 6.1: Prozessmodell für die Arbeit mit Suizidalen

Fehlen ambulante Hilfsangebote, so ist auch eine stationäre Behandlung sinnvoller als gar keine Behandlung. Wichtig ist es aber, in Erfahrung zu bringen, wie der Suizidale die Einweisung erlebt, und mit ihm darüber zu sprechen.

Im Umgang mit suizidalen Patienten sollte man einem Prozessmodell folgen, wie es beispielsweise ausführlich bei Dorrmann (2009) beschrieben ist. Wenn das Suizidrisiko hoch ist oder ›latente Suizidalität‹ fortbesteht, kann erwogen werden, mit dem Suizidalen einen Vertrag abzuschließen. Abbildung 6.1 zeigt das Prozessmodell für die Arbeit mit Suizidalen (nach Dorrmann 2009).

Von der Arbeitsgemeinschaft ›Suizidalität und Psychiatrisches Krankenhaus‹ (2011) wurden Maßnahmen für das weitere Handeln nach Erkennen einer suizidalen Gefährdung in Abhängigkeit vom abgeklärten konkreten Gefährdungsgrad vorgeschlagen:

* Herstellen einer tragfähigen Beziehung. Dies ist die Basis für alle weiteren Maßnahmen!
* engmaschige therapeutische Gespräche mit jeweiliger Abklärung der Suizidalität und häufige pflegerische Kurzkontakte, Gespräche, Krisengespräche
* bei Weglaufgefahr oder fehlender Absprachefähigkeit: engmaschige oder Einzelbetreuung rund um die Uhr und/oder Unterbringung auf einer geschlossenen Station mit Berücksichtigung rechtlicher Gesichtspunkte; d. h., bei einer Unterbringung gegen den Willen sind die spezifischen Regelungen der einzelnen Bundesländer (PsychKG) zu beachten
* ggf. zusätzliche Medikation mit niederpotenten, sedierenden Antipsychotika bzw. Benzodiazepinen zur Anxiolyse, Sedierung, Herbeiführen von Schlaf, Dämpfung des Handlungsdrucks
* häufiger Austausch im Team, engmaschige Überwachung der getroffenen Maßnahmen, Regelung der Abläufe

Der Patient ist in die zu seinem Schutz zu treffenden Maßnahmen einzubeziehen. Alle Mitarbeiter der Station sind über die akute Suizidgefährdung eines Patienten zu informieren. Die Information muss auch schriftlich im Dokumentationssystem erfolgen. Die Einstufung der Suizidalität und die sich daraus ergebenden Anweisungen sind verantwortliche ärztlich-psychotherapeutische Entscheidungen. Dabei sind die Beobachtungen aus dem Pflegeteam und anderer Mitarbeiter bei der Beurteilung und Entscheidung angemessen zu berücksichtigen.

Bei Unsicherheiten in der Einschätzung der Suizidalität muss zwingend immer ein Facharzt hinzugezogen werden und bis zur Klärung müssen geeignete Schutzmaßnahmen für den Patienten angeordnet werden (z. B. Unterbringung auf einer geschützten Station, 1:1-Betreuung).

6.2.2 Nachsorge

Die Nachsorge nach der stationären Behandlung soll folgende Punkte umfassen (DGPPN et al. 2012):

* Klärung und Besprechung der weiteren Therapie (ambulant oder stationär; (Entlass-Management); Behandlung der Grundstörung (psychische Störung/Krise) nach den entsprechenden Regeln von Psychopharmakotherapie, Psychotherapie und psychotherapeutischer Basisbehandlung
* Planung und Beginn von Psychopharmakotherapie und/oder Psychotherapie unter Berücksichtigung von Suizidalität
* Eine ärztliche Nachuntersuchung von Patienten, die wegen Suizidalität stationär aufgenommen wurden, soll kurzfristig, maximal eine Woche nach Entlassung, in der weiteren ambulanten Betreuung geplant werden, da in der Zeit nach der Entlassung das Risiko für weitere suizidale Handlungen am höchsten ist. Patienten, die wegen Suizidalität stationär behandelt wurden und einen Termin zur Nachuntersuchung nach Entlassung nicht wahrnehmen, sollen unmittelbar kontaktiert werden, um das Risiko für einen Suizid oder Selbstverletzungen abzuschätzen.
* Einbezug der Familie oder anderer unterstützender Personen in die Entlassplanung
* Einbezug derjenigen Personen in die Entlassplanung, die professionell die weitere Behandlung übernehmen; vor der Entlassung zumindest mündlicher Bericht an sie; am Entlasstag mindestens vorläufiger Bericht an den weiterbehandelnden Haus- oder Facharzt mit den wichtigsten Informationen (Diagnose, letzte Medikation, Empfehlungen)

6.2.3 Juristische Aspekte und Dokumentation

Für den Arzt/Psychologen ergibt sich die Verpflichtung zur Schadensabwendung aus der Garantenstellung und dem Behandlungsvertrag. Daher müssen bei akuter Selbsttötungsgefahr bei fehlender Einwilligungsfähigkeit und nicht vorhandener Absprachefähigkeit entsprechende, gegebenenfalls auch freiheitsentziehende Maßnahmen getroffen werden. Der Therapeut macht sich strafbar, wenn der Tod oder die Verletzung in Folge einer Suizidhandlung vorhersehbar waren und bei Anwendung der erforderlichen Sorgfalt hätten vermieden werden können. Aus den gleichen Gründen können für den Arzt/Psychologen zivilrechtliche Haftungsansprüche oder Regressansprüche von Krankenversicherungsträgern bezüglich der Folgekosten entstehen. Eine Sorgfaltspflichtverletzung liegt insbesondere vor, wenn der behandelnde Therapeut nach Suizidalität nicht fragt, ein erkennbares Suizidrisiko nicht wahrnimmt oder bei seinen Entscheidungen anerkannte Regeln der Suizidverhinderung nicht in seine Entscheidungen und Abwägungen einbezieht. Bei dem Vorhalt mangelnder Sorgfaltspflicht bzw. bei Haftungsansprüchen geht es immer um die präsuizidale Situation. In diesem Zusammenhang ist es wichtig, dass die schriftliche Dokumentation eindeutig ist; aus ihr muss die Handlungskonsequenz ableitbar sein (Arbeitsgemeinschaft ›Suizidalität und Psychiatrisches Krankenhaus‹ 2011). Eine Information der Angehörigen über die Suizidalität des Patienten ist nur unter der Entbindung von der Schweigepflicht durch den Patienten möglich.

6.3 Interventionen bei Suizidalität bei Suchterkrankungen

Die Behandlung der Suizidalität bei Suchterkrankungen umfasst neben den suizidbezogenen Interventionen (Krisenintervention, Behandlung chronischer Suizidalität) auch die Therapie der Suchterkrankung und etwaiger psychischer Begleiterkrankungen. Heute wird im Allgemeinen die gleichzeitige, integrierte Behandlung von

121

Abhängigkeitserkrankungen und anderen psychischen Erkrankungen bevorzugt.

6.3.1 Medikamentöse Ansätze

Bei einer akuten suizidalen Krise ist neben der psychotherapeutischen Krisenintervention gegebenenfalls auch die Gabe von Psychopharmaka, vor allem von anxiolytisch und schlaffördernd wirksamen Medikamenten, indiziert (▶ Kap. 6.2.1). Bei Suchterkrankungen spielt Psychopharmakotherapie bei der Behandlung der akuten Suizidalität eine untergeordnete Rolle.

Antidepressiva

Antidepressiva wirken nicht per se antisuizidal. Zudem wurden keine Unterschiede verschiedener Antidepressiva bezüglich suizidverhütender oder -fördernder Wirkung festgestellt. Eine neue Metaanalyse fand unter Antidepressiva ein relatives Risiko für Suizid und Suizidversuch von 1,42, wobei allerdings die Risikodifferenz lediglich 0,15 % betrug; bei getrennter Betrachtung einzelner Altersgruppen haben insbesondere junge Menschen im Alter von unter 25 Jahren ein erhöhtes Risiko für Suizidalität; bei Älteren ist unter Antidepressiva das Suizidrisiko vermindert (Baldessarini und Tondo 2011).

Da in der Regel in Studien Patienten mit Suizidabsichten oder suizidalem Verhalten ausgeschlossen wurden, gibt es kaum Untersuchungen über die Wirksamkeit antidepressiver Behandlung bei suizidalen Suchtkranken. Bei Alkoholkranken steht Suizidalität häufig im Zusammenhang mit dem Alkoholkonsum, insbesondere bei Alkoholabhängigkeit ist der Entzug häufig bereits antisuizidal wirksam. Bei einer sedierend-anxiolytischen Behandlung bei akuter Suizidalität sollte bei Suchterkrankungen der Einsatz von Benzodiazepinen möglichst vermieden werden. Es gibt nur vereinzelt Vorschläge zu einer medikamentösen Behandlung von Suizidalität bei Substanzabhängigen: Die wenigen, meist kleinen doppelblinden

Placebo-kontrollierten Studien (z. B. Cornelius et al. 2000) zeigten, dass selektive Serotonin-Wiederaufnahmehemmer (SSRIs) wie Fluoxetin signifikant depressive Symptome einschließlich Suizidabsichten und den Substanzkonsum bei depressiven Alkoholabhängigen reduzierten.

Antipsychotika

Bei der medikamentösen Behandlung bei einer Komorbidität mit einer Psychose sollte bedacht werden, dass für Clozapin (bei der Verordnung sind besondere Bedingungen zu beachten) eine (gering) signifikant bessere antisuizidale Wirkung gegenüber Olanzapin in einer großen randomisierten Studie nachgewiesen ist (Meltzer et al. 2003). Clozapin ist auch in dieser Indikation von der amerikanischen Zulassungsbehörde FDA bestätigt worden. Clozapin ist eine Substanz mit vorwiegend D_4-Rezeptor blockierender Wirkung; ähnlich wie Lithium wirkt auch Clozapin an den Serotoninrezeptoren (insbesondere $5-HT_{2A}$ und $5-HT_{2C}$), was den Effekt allein jedoch nicht erklären kann, da eine Vielzahl von anderen Substanzen ebenfalls Effekte auf diese Rezeptoren besitzt.

Lithium

Wie Metaanalysen von mehr als 30 Studien zeigen konnten, führt Lithium zu einer Reduktion von Suizidgedanken, Suizidversuchen und Suiziden (z. B. Baldessarini und Tondo 2008; Lewitzka et al. 2015). Bei bipolaren Störungen wird das Risiko für Suizidversuche und Suizid durch Gabe von Lithium um das 5-Fache (z. B. Baldessarini und Tondo 2008), bei unipolaren Depressionen um das 4-Fache reduziert (Guzzetta et al. 2007). Die antisuizidale Wirkung von Lithium bleibt auch nach mindestens einmaliger Therapieunterbrechung vorhanden (Müller-Oerlinghausen et al. 1992). Die suizidprotektive Wirkung von Lithium bei affektiven Störungen wurde in Langzeitstudien gezeigt. Bis heute ist nicht genau bekannt, wie rasch nach Behandlungsbeginn der suizidprotektive Effekt einsetzt. Die klinische Erfahrung deutet allerdings darauf hin, dass dieser Effekt bereits sehr früh nach Behandlungsbeginn einsetzt. Die Suizidmortalität bei affektiven Störungen unter Lithiumgabe entspricht der der Allgemeinbevölkerung. Gegenüber Carbamazepin oder Valproinsäure reduziert Lithium das Suizidrisiko um das 3-Fache, obwohl beide Substanzen selbst das Suizidrisiko reduzieren (z. B. Yerevanian et al. 2003).

Allerdings ist bisher unklar, inwieweit Lithium diesen suizidprotektiven Effekt auch bei anderen psychischen Störungsbildern entfaltet. Die genauen Ursachen, warum Lithium eine antisuizidale Wirkung hat, sind bis heute nicht umfassend erforscht. Bezüglich der stimmungsstabilisierenden Wirkung geht man davon aus, dass nicht der Einfluss von Lithium auf ein spezielles Transmittersystem diese Wirksamkeit erklären kann. Vielmehr ist anzunehmen, dass Lithium eine Balance zwischen exzitatorischen und inhibitorischen Aktivitäten schafft und damit affektive Symptome in der beobachteten einzigartigen Weise beeinflusst, d. h. stimmungsstabilisierend wirkt. Ob dies auch als Erklärung für die antisuizidale Wirkung gelten kann, bleibt abzuwarten.

Frühere Hypothesen postulierten, dass Lithium vor allem durch seinen serotonerg agonistisch wirkenden Mechanismus (Mühlbauer und Müller-Oerlinghausen 1985) eine Reduktion suizidalen Verhaltens induzieren könnte. Eine Reihe von sowohl im Tiermodell als auch am Menschen durchgeführten Studien wiesen auf der Verhaltensebene nach, dass die Behandlung mit Lithium zu einer verringerten Aggressivität und Impulsivität führt und darüber eine Verringerung suizidalen Verhaltens hervorrufen könnte (z. B. Nelson und Chiavegatto 2001). In der Modulation antisuizidalen Verhaltens könnten intrazelluläre, durch Lithium beeinflussbare Mechanismen, z. B. der Effekt auf die Adenylatcyclaseaktivität oder die Beeinflussung des Inositol-Stoffwechsels, eine Rolle spielen (z. B. Kovacsics et al. 2009).

6.3.2   Psychosoziale Ansätze

Nur wenige Studien haben den Einfluss der Therapie einer Substanzabhängigkeit auf die Suizidalität im Verlauf untersucht (z. B. Driessen et al. 1998; Ilgen et al. 2007a; Ilgen et al. 2007b). Die Studienlage und die klinische Erfahrung sprechen für eine Abnahme der Suizidalität nach der Therapie (Driessen et al. 1998; Ilgen et al. 2007b). Auch *während* einer Entwöhnungstherapie sind Suizidversuche nicht selten, insbesondere in ambulanten Programmen (Ilgen et al. 2007b). Im Jahr *nach* der Behandlung der Suchterkrankung war jedoch die Rate von Suizidversuchen deutlich geringer als vor der Behandlung (von 9 % auf 4 %; Ilgen et al. 2007b). Risikofaktoren sind Angst- und affektive Störungen (Driessen et al. 1998). Längere Therapieprogramme reduzierten das Suizidrisiko bei Abhängigkeitskranken nachhaltiger (Ilgen et al. 2007a).

Wenig ist über die Effizienz verschiedener Psychotherapieformen und über Kombinationen von Pharmakotherapie und Psychotherapie bei suizidalen Abhängigen bekannt. Kleine Studien bei Jugendlichen, die unter Störungen durch Konsum psychotroper Substanzen (Esposito-Smythers et al. 2011) bzw. unter Alkoholerkrankung (Curry et al. 2003; Conason et al. 2006; Esposito-Smythers et al. 2006) und unter Suizidalität litten, zeigten, dass kognitive Therapie den Substanzkonsum und auch das suizidale Verhalten verringerte.

Es besteht noch erheblicher Forschungsbedarf zur Behandlung der Suizidalität bei Suchterkrankungen. Meist wird eine Behandlung der psychiatrischen Komorbidität, vor allem einer depressiven Symptomatik als vorrangig angesehen. Auf der Basis der vorhandenen Daten und Erfahrungen schlagen Pirkola et al. (2004) vor:

1. Bei Alkoholabhängigen müssen alle suizidalen Äußerungen ernst genommen werden.
2. Nach psychiatrischer Komorbidität muss gesucht und diese in die Therapieplanung einbezogen werden.
3. Hierbei sollte auch eine medikamentöse Therapie mit eingeschlossen sein.

4. Die psychotherapeutischen Interventionen sollten eine Verringerung des Alkoholkonsums und der psychischen Symptome zum Ziel haben.
5. Auf epidemiologisch bekannte Risikofaktoren sollte besonders geachtet werden.

6.3.3 Häufige Schwierigkeiten bei der Behandlung suizidaler Suchtkranker

Bei der Behandlung von suizidalen Suchtkranken können folgende Schwierigkeiten auftreten (siehe Schneider und Wetterling 2013):

◆ Die Beziehungsqualität zwischen Patient und Therapeut beeinflusst wesentlich die Einschätzung der Suizidalität. Oft ist es jedoch aufgrund der Suchterkrankung schwierig, eine stabile, vertrauensvolle Beziehung herzustellen. Zudem tritt Suizidalität häufig im Rahmen einer (Alkohol-)Intoxikation auf, die einen Beziehungsaufbau erschwert.
◆ Die Bewältigung einer Krise erfordert Zeit. Suchtkranke »flüchten« jedoch oft wieder in die Sucht und versuchen, die psychische Störung durch Selbstmedikation mit legalen oder illegalen Stoffen zu regulieren.
◆ Suchtkranke haben oft keine Ressourcen im sozialen Netz. In Folge der Erkrankung sind meistens die Partnerschaft, der Kontakt zu Angehörigen und auch der Arbeitsplatz verloren gegangen.
◆ Besonders bei niedrigschwelligen Therapieangeboten besteht eine hohe Unverbindlichkeit. Die Krisenhelfer wechseln oft häufig.
◆ Bei Suchtkranken besteht oft eine geringe Konfliktfähigkeit. Scham- und Schuldgefühle sind häufig versteckt. Die Betroffenen leiden unter niedrigem Selbstwertgefühl und geringer Frustrationstoleranz. Diese Faktoren sowie der Abstinenzverletzungseffekt (d. h. ein Gefühl der Schuld und Kontrollverlust nach einem Rückfall) erschweren oft den therapeutischen Zugang.

* Lebensinhalte sind meist in Folge der Sucht verloren gegangen.
* Weitere medizinische Maßnahmen können oft nicht von psychiatrischen Behandlungsmaßnahmen einschließlich Behandlung
der Suizidalität getrennt werden.
* In Folge von Konsumumständen (z. B. Intoxikation), instabilen
Wohnverhältnissen und mangelhafter sozialer Integration können
suizidale Suchtkranke oft nicht (rechtzeitig) durch das suizidpräventive Hilfssystem erreicht werden. Eine Einbindung in eine
therapeutische Behandlung, insbesondere eine substitutionsge-
stützte Behandlung, verringerte das Mortalitätsrisiko (z. B. Caplehorn et al. 1994).

Trotz der umfangreichen Literatur zu Suizidalität und Suchterkrankungen gibt es kaum Untersuchungen zum Umgang mit Suizidalität
bei Suchterkrankungen. Die Datenlage ist sowohl hinsichtlich der
medikamentösen als auch hinsichtlich der psychotherapeutischen
Behandlung sehr begrenzt.

Fallvignette 4

Ein 46-jähriger Patient mit Alkoholabhängigkeit wurde innerhalb
eines Zeitraums von zwölf Monaten insgesamt 17-mal zur stationären Alkoholentzugsbehandlung aufgenommen. In der Regel war
akute Suizidalität im Rahmen einer Alkoholintoxikation der aus-
schlaggebende Faktor für die stets notfallmäßigen und per Ret-
tungswagen erfolgten stationären Aufnahmen. Selbst die zu-
verlässige Teilnahme an ambulanten Suchttherapien und an
Selbsthilfegruppen konnte die Frequenz der Rückfälle und der
damit verbundenen akuten Suizidalität nicht bedeutend reduzieren. Die Termine beim Psychiater und Sozialarbeiter nahm der
Patient zwar regelmäßig wahr, meinte jedoch, dass diese letztlich
»kein Interesse« an ihm hätten und er sich darauf beschränke,
ihnen zu sagen, ihm »ginge es gut«. Schließlich willigte der Patient,
für den mittlerweile eine gesetzliche Betreuung eingerichtet worden war, ein, in ein Wohnheim für Suchtkranke einzuziehen. Dort
war eine tägliche Betreuung durch das Pflegepersonal und So-

127

zialarbeiter gegeben; außerdem war der Patient in ständigem Kontakt mit den übrigen Heimbewohnern. Zudem nahm der Patient täglich zwei Stunden an einer Arbeitstherapie teil. In den nach Einzug ins Heim folgenden vier Monaten traten keine weiteren Rückfälle und keine Suizidalität auf.

7

Präventive Ansätze

Unter Prävention (von lateinisch *praevenire*, ›zuvorkommen‹, ›verhüten‹) versteht man im medizinischen Bereich den Gesundheitszustand der Bevölkerung, einzelner Bevölkerungsgruppen oder einzelner Personen zu erhalten bzw. zu verbessern. Ähnlich wie der Begriff der Prävention wird auch der Begriff der Prophylaxe (griechisch προφύλαξις, ›Schutz‹, ›Vorbeugung‹, von altgriechisch προφυλάσσω, ›schützen‹) gebraucht.

7.1 Suchtprävention

Angesichts der schwerwiegenden psychosozialen Folgen und der hohen volkswirtschaftlichen Kosten, die durch Substanzmissbrauch und -abhängigkeit verursacht werden, kommt der Prävention eine bedeutende Rolle zu. Präventive Maßnahmen, die zu einer Verringerung z. B. des Alkoholkonsums führen, könnten auch die Suizidraten senken: Es gibt Hinweise dafür, dass die Suizidrate mit steigendem Konsum vor allem hochprozentiger alkoholischer Getränke steigt (z. B. Kerr et al. 2011).

7.1.1 Primärpräventive Maßnahmen

Als primärpräventiv sind alle Maßnahmen anzusehen, die das Risiko der Entwicklung einer Substanzabhängigkeit in der Bevölkerung verringern. Hierbei handelt es sich um Maßnahmen, die einem Konsum von psychotropen Substanzen vorbeugen sollen. Ziel ist eine Konsumvermeidung, da sich aufgrund der starken psychotropen Wirkungen schnell eine Abhängigkeit ausbilden kann. Es gilt also, die Risikopopulation vor dem ersten Gebrauch der psychotropen Substanz zu erreichen. Der Zeitpunkt des ersten Konsums psychotroper Substanzen ist abhängig von dem kulturellen und sozialen Umfeld und auch der Zugehörigkeit zu sozialen Gruppierungen.

In der internationalen Literatur werden neben dem Verbot der psychotropen Substanz als mögliche primärpräventive Maßnahmen für legale Substanzen wie Alkohol und Tabak vor allem politische Maßnahmen diskutiert (z. B. Wagenaar et al. 2009) und untersucht:

• *Informations- und Aufklärungsprogramme*
  Die Effektivität von Aufklärungsprogrammen über Alkohol, speziell für Jugendliche, ist wissenschaftlich nicht hinreichend untersucht und wird eher kritisch bewertet (z. B. Foxcroft und Tsertsvadze 2011). Es gibt Hinweise dafür, dass gezielte staatliche

Kampagnen für Erwachsene über Massenmedien, z. B. gegen das Rauchen, erfolgreich sind.

* *Verteuerung legaler psychotroper Substanzen*
  Eine Reduzierung der Preise für Spirituosen führte zu einem vermehrten Konsum, während Preiserhöhungen verschiedener alkoholhaltiger Getränke eher zu einer Verminderung des Konsums führten (z. B. Stockwell et al. 2012). Der Preis hat auch einen erkennbaren Effekt auf das Rauchverhalten (z. B. Brown et al. 2014).

* *Beschränkung des Erwerbs*
  Die ›Griffnähe‹ hat für den frühen Beginn des Trinkens bei Jugendlichen große Bedeutung. Untersuchungen in Neuseeland und einigen US-Bundesstaaten konnten einen Anstieg des Alkoholkonsums nachweisen, nachdem die Verkaufsmöglichkeiten erweitert worden waren (z. B. Wagenaar und Langley 1995). Derzeit wird in der Fachwelt kontrovers diskutiert, ob und wie weit Cannabis legalisiert werden sollte.

* *Beschränkung der Werbung*
  Bei Jugendlichen fördert Werbung den Beginn von Alkoholkonsum und Tabakrauchen.

7.1.2 Sekundärpräventive Interventionen

Als sekundärpräventive Interventionen sind alle Maßnahmen anzusehen, die bei Personen, die einen problematischen Substanzkonsum betreiben, zu einer Änderung des Konsumverhaltens im Sinne einer Verringerung und damit zu einer Reduktion der Folgeschäden (›harm reduction‹) führen. Denn es ist bekannt, dass z. B. die Trinkdauer und vor allem auch die Trinkmenge eine erhebliche Bedeutung für die Häufigkeit von Alkoholfolgeerkrankungen haben (Wetterling et al. 1999).

7.2   Suizidprävention

7.2.1   Beispiele für Initiativen zur Suizidprävention

1906 rief Reverend Harry Marsh Warren in New York die ›Save-A-Life League‹ ins Leben. Erst 1960 wurde die ›International Association of Suicide Prevention‹ (IASP) gegründet. Ziele der IASP sind neben der Suizidprävention auch Information und Austausch für Wissenschaftler und Mitarbeiter des Gesundheitswesens, für Freiwillige und Hinterbliebene von Suizidopfern. 1999 wurde von der Weltgesundheitsorganisation das Projekt ›SUPRE‹ ins Leben gerufen Zu den spezifischen Zielen dieses Projekts zählen die dauerhafte Reduktion von Suiziden, Identifizierung, Untersuchung und Elimination von Risikofaktoren und erhöhte Aufmerksamkeit gegenüber Suizid (WHO 2014).

In Deutschland wurde im Jahr 2002 das Nationale Suizidpräventionsprogramm für Deutschland gegründet. Es handelt sich dabei um eine Initiative der Deutschen Gesellschaft für Suizidprävention mit ausschließlich ehrenamtlich Tätigen. Die Organisationsstruktur ist eine offene Matrix, in die Personen, Institutionen oder Organisationen, die an Suizidprävention interessiert sind, leicht integriert werden können.

Die Angehörige um Suizid-Initiative e. V. (AGUS-Selbsthilfe e. V.) wurde 1989 gegründet. AGUS ist eine bundesweite Selbsthilfeorganisation für Trauernde, die einen nahestehenden Menschen durch Suizid verloren haben. AGUS versteht sich mit seinem Angebot als Ergänzung zu medizinischen oder therapeutischen Hilfen.

7.2.2   Strategien der Suizidprävention

Nur durch gezielte Suizidpräventionsstrategien können Mortalität und Morbidität infolge suizidalen Verhaltens reduziert werden. Suizidpräventionsstrategien, Interventionen und Programme müssen auf dem Wissen über potentiell modifizierbare Risikofaktoren basieren. Generell ist eine Veränderung der Haltung gegenüber suizidalen Personen erforderlich. Zudem erfordern verschiedene Risikogruppen unterschiedliche Strategien. Es muss vermittelt werden, dass Suizid meist nicht ein Akt des freien Willens mit Kontrolle über die eigene Lebenssituation ist. Auch sollte bedacht werden, dass das Thema Suizid bis zum heutigen Tag mit einer Vielzahl von negativen Gefühlen wie Scham und Schuld assoziiert ist und weiterhin tabuisiert wird.

Man unterscheidet Strategien, die auf der Ebene des öffentlichen Gesundheitswesens und der Gesundheitspolitik ansetzen, und Strategien, die auf der Ebene des institutionellen Gesundheitswesens eingesetzt werden. Traditionell werden Suizidpräventionsstrategien in Primär-, Sekundär- und Tertiärprävention eingeteilt; diese einfache Klassifikation zielt effektiv kurz- und langfristig auf Risikofaktoren für Suizid (Wasserman und Durkee 2009). Gelegentlich wird die Einteilung in universelle (im Sinne allgemeiner Prävention), selektive und indizierte Prävention gewählt (Bronisch 2014).

Suizidprävention auf der Ebene des öffentlichen Gesundheitswesens und der Gesundheitspolitik

Zielgruppe der Suizidprävention auf dieser Ebene ist die Allgemeinbevölkerung mit Fokus auf spezifische Bereiche wie Schulen, Arbeitsplatz, Militär und Polizei. Dabei werden folgende Ziele verfolgt:

* Erstellung von Richtlinien
* Vermittlung von Wissen und Information, z. B. über:
  – Suizidverhalten und Präventionsmaßnahmen
  – Früherkennung, Prävention und Behandlung psychischer Erkrankungen
  – chronischen psychosozialen Stress aufgrund von Armut, Arbeitslosigkeit

133

- Förderung protektiver Faktoren für die seelische Gesundheit, z. B.:
  - gute zwischenmenschliche Beziehungen
  - gute Betreuung von Kindern
  - gute Bedingungen in Schulen und am Arbeitsplatz
  - gute Ernährung, ausreichend Schlaf, Licht und körperliche Bewegung
  - alkohol- und drogenfreie Umgebung
- Änderung der negativen Einstellungen in der Gesellschaft bezüglich Suizid(-prävention) und seelischen Erkrankungen
- Kontrolle des Zugangs zu Suizidmitteln
- Verantwortungsvolle Medienpolitik

Suizidprävention auf der Ebene des institutionellen Gesundheitswesens

Zielgruppen sind Patienten, deren Angehörige und die Mitarbeiter des Gesundheitswesens. Die Suizidprävention auf der Ebene des institutionellen Gesundheitswesens beinhaltet folgende Ziele:

- Verbesserung der Leistungsangebote des Gesundheitswesens
- Verbesserung der Diagnostik von psychischen Erkrankungen (Depression, psychotische Störungen, Alkohol- und Drogenabhängigkeit und -abusus),
  Erkennen psychosozialer Stressfaktoren
- Schärfung des Bewusstseins der Mitarbeiter des Gesundheitswesens gegenüber Einstellungen zur Suizidprävention und psychischen Erkrankungen
- adäquate Akut- und Weiterbehandlung und Rehabilitation psychiatrischer Patienten, von Personen, die Suizidversuche durchgeführt haben und/oder psychosoziale Belastungsfaktoren aufweisen

Primärprävention

Darunter versteht man alle Maßnahmen und Verhaltensweisen, die geeignet sind, eine Krankheit zu verhindern bzw. ihre Entstehung zu verlangsamen. In Bezug auf Suizidprävention heißt dies:

* Verbesserung der ökonomischen Situation
* Verbesserung der körperlichen und seelischen Gesundheit
* Aufbau eines sozialen Netzwerks
* Restriktion von Suizidmitteln
* Aufklärung und Veränderung von Haltungen

Nach einem systematischen Review von Mann et al. (2005) wirkten die Weiterbildung von Ärzten und Restriktionen des Zugangs zu Suizidmitteln am ehesten suizidpräventiv.

Zur Berichterstattung in den Medien wurden von der WHO ebenfalls Leitlinien entwickelt (WHO 2014). Bei der Berichterstattung sollte unbedingt Folgendes befolgt werden: eine enge Zusammenarbeit mit den Gesundheitsbehörden, Darstellung als vollendeter, nicht als ein ›erfolgreicher‹ Suizid, Präsentation nur relevanter Daten, kein Bericht auf der Titelseite, Erwähnung von Alternativen zum Suizid und Publikation von Risikoindikatoren und Warnzeichen. Vermieden werden sollten auf jeden Fall die Publikation von Fotografien oder Abschiedsbriefen, das Berichten von Details der verwendeten Suizidmethode, vereinfachende Gründe für den Suizid, Glorifizierung des Suizids, religiöse oder kulturelle Stereotype und Schuldvorwürfe. Zusammengefasst ergaben Studien zur Berichterstattung in den Medien, dass das Risiko für einen Nachahmungseffekt (Werther-Effekt) umso ausgeprägter ist, je mehr Aufmerksamkeit einem Suizid zuteilwird, um so jünger das Suizidopfer ist, je größer die Ähnlichkeit zwischen dem Suizidenten und dem potentiellen Nachahmer ist, um so prominenter das Suizidopfer ist, bei tatsächlich erfolgtem Suizid, bei Zeitungsberichten und je dramatisierender und sensationsheischender die Berichte zum Suizid sind (Westerlund et al. 2009).

Sekundärprävention

Sekundärprävention bedeutet, dass bei bereits vorhandenen Symptomen eine Verschlimmerung bzw. Wiederauftreten verhindert und einer Chronifizierung entgegengetreten werden soll. Neben der

Behandlung der akuten Suizidalität (► Kap. 6.2.1) umfasst die Sekundärprävention:

* Erkennen von fortbestehender Suizidalität (► Kap. 5.2)
* gut zugängliches Netzwerk von Institutionen und Beratungsmöglichkeiten, z. B. Telefon-Helplines
* Behandlung psychischer, insbesondere depressiver Symptome (medikamentös, psychotherapeutisch)
* Behandlung somatischer Erkrankungen und Schmerztherapie

Tertiärprävention

Ziel der Tertiärprävention ist, dass bei bereits bestehender ›Behinderung‹ das Ausmaß der Behinderung und der Umgang mit ihr günstig beeinflusst werden sollen. Bei der Suizidprävention beinhaltet Tertiärprävention:

* Krisenintervention
* Information und Aufklärung
* (Gruppen-)Psychotherapie und Pharmakotherapie
* Etablierung und Besuch von Selbsthilfegruppen

Tertiärprävention bei vollendetem Suizid richtet sich an Hinterbliebene und wird als Postvention bezeichnet.

Nach einem vollendeten Suizid sollten Gespräche mit Angehörigen, mit den Bewohnern einer stationären Einrichtung sowie eine Supervision aller professionellen Helfer erfolgen. Beim Gespräch mit den Angehörigen stehen Entlastung und Verstehen im Vordergrund; gegenseitige Schuldzuweisungen sollten vermieden bzw. abgebaut werden, Gefühle ausgehalten und geteilt werden. In der Supervision professioneller Helfer sollten Informationen, Gefühle und Gedanken zum Suizid ausgetauscht werden. Wertung, Bewertung, Beurteilung, Schuldzuweisung oder juristische Aufarbeitung sind nicht Gegenstände einer Supervision.

Insbesondere nach einer Suizidhandlung eines Patienten sollte das Personal durch sofortige festgelegte Routinemaßnahmen unterstützt werden, wie sofortige emotionale Unterstützung des Personals und Kontakt mit den Angehörigen. Für Mitarbeiter des Gesundheitswesens sind Weiterbildungsprogramme, individuelle Supervisionspläne, Implementierung von Notfallprogrammen und Monitoring von Suizidversuchen und Suiziden im Sinne einer Verbesserung der Suizidprävention im Umgang mit Patienten notwendig (z. B. Ramberg und Wasserman 2004).

Einbeziehen der Familie

Nach einem Suizidversuch geht es in der Regel dem Patienten besser, wenn die Familie in die Therapie einbezogen wird. Den Familienmitgliedern können zusätzliche Informationen über psychische Erkrankungen und Suizidalität vermittelt werden und ihre Einstellungen zu Suizid und zur Suizidprävention können beeinflusst werden. Zudem steht oft die Familie als eine Ressource zur Verfügung.

Nach einem Suizid suchen Familien häufig nach einer Erklärung. Die Familie läuft Gefahr, zu zerbrechen, und ringt mit einer Vielzahl negativer Gefühle. Die Familie sollte in ihrer Rückkehr zum ›normalen Funktionieren‹ unterstützt werden. Dies wird unter anderem durch Vermittlung von Information zum Suizid, Demystifizierung des Suizids und Abbau von exzessiven Schuldgefühlen, Scham und Schuldzuweisungen geschehen. Außerdem sollte das potentielle Suizidrisiko von Hinterbliebenen untersucht werden und bestehende Suizidalität behandelt werden (Dunne-Maxim und Dunne 2001). Ärzte und Psychotherapeuten sollten das Gespräch mit der Familie suchen, sie sollten sich selbst als ›Survivor‹ (Hinterbliebener) erleben, aber keinesfalls Familienmitglieder therapieren (Dunne-Maxim und Dunne 2001).

137

7.3   Suizidprävention bei Suchterkrankungen

Im Gegensatz zu anderen psychischen Erkrankungen gibt es keine Empfehlungen zu speziellen Strategien der Suizidprävention bei Suchterkrankungen. Neben dem Erkennen und der adäquaten Behandlung der Suizidalität und der Suchterkrankung und der Prävention von Suchterkrankungen (► Kap. 7.1) sind allgemeine Maßnahmen wie die ›Restriktion der Suizidmittel‹ von Bedeutung (z. B. von Waffen; Nordentoft 2011). In Deutschland ist dies jedoch besonders schwierig, da Erhängen die häufigste Suizidmethode ist und Stricke, Schnüre, Seile und Gürtel für jedermann verfügbar sind und nicht verboten werden können. Auch zur Suizidprävention bei Angehörigen von Suchterkrankten gibt es keine Empfehlungen. Jedoch sollte Suizidprävention eine zentrale Komponente der Leistungen des Gesundheitswesens für Suchtkranke sein.

8

Synopsis und Ausblick

Sucht und Suizidalität sind zwei Themen, die die Menschen seit jeher bewegen und in der psychosozialen Versorgung eine große Bedeutung haben.

In Deutschland sind derzeit etwa 1,8 Millionen Menschen von Alkohol, mehr als 300.000 Menschen von illegalen Drogen und mindestens 2,3 Millionen Menschen von Schmerz-, Schlaf- oder Beruhigungsmitteln abhängig.

Weltweit nehmen sich jährlich mehr als 800.000 Menschen das Leben. Es muss davon ausgegangen werden, dass sich etwa zehn- bis vierzigmal so viele Suizidversuche wie vollendete Suizide ereignen. Alkoholerkrankungen tragen neben anderen psychischen Erkrankungen wesentlich zu dieser hohen Zahl von Suiziden bei. 7 von 100

Alkoholabhängigen sterben durch Suizid. Das Suizidrisiko bei Alkoholabhängigkeit wird damit deutlich höher als bei anderen psychischen Erkrankungen eingeschätzt. Zudem muss davon ausgegangen werden, dass bei 25 % bis 50 % aller Suizide eine Alkoholabhängigkeit (und/oder eine Drogenabhängigkeit) beteiligt ist. Es wird geschätzt, dass 22 % aller Suizide dem Konsum von Alkohol zugeschrieben werden kann, was bedeutet, dass jeder fünfte Suizid sich nicht ereignen würde, wenn es keinerlei Alkoholgenuss gäbe. Fast 80 % aller Suizidenten sind Männer. Einer der möglichen Gründe für diese Verteilung zwischen den Geschlechtern sind auch die Verfügbarkeit und die Muster des Alkoholkonsums. Alkoholabhängigkeit und Abhängigkeit von anderen Substanzen einschließlich Cannabis, Heroin und Nikotin sind wichtige Risikofaktoren für Suizid. So ist beispielsweise bei Alkoholabhängigkeit das Suizidrisiko etwa um das 10-Fache und bei Drogenabhängigkeit etwa um das 20-Fache gegenüber der Allgemeinbevölkerung erhöht.

Heute gilt bezüglich Suizid und Suizidprävention ein medizinisch-psychosoziales Paradigma, d. h., dass suizidales Denken und Verhalten im Kontext wahrnehmungs- und wahlfreiheitsverändernder psychischer Ausnahmesituationen – sei es nun Krankheit oder Krise – gesehen wird.

Suizidalität ist ein komplexes Geschehen, wobei neben Sucht- und anderen psychischen Erkrankungen auch soziale Ursachenfaktoren wie niedriger beruflicher Status, Arbeitslosigkeit, Fehlen einer Partnerschaft und Probleme im zwischenmenschlichen Bereich eine Rolle spielen. Auch höheres Lebensalter, körperliche Erkrankungen und bereits früher durchgeführte Suizidversuche sind Risikofaktoren für Suizid. Bei Suchterkrankungen, z. B. bei Alkoholabhängigkeit, sind daher besonders solche Betroffene suizidgefährdet, die weitere Risiken wie andere psychische Erkrankungen, Schwierigkeiten mit der Arbeit, finanzielle Sorgen oder Partnerschaftsprobleme haben oder früher schon einmal einen Suizidversuch unternommen hatten.

Suizidalität bei Suchtkranken muss erkannt und behandelt werden. Die Behandlung muss neben der akuten Suizidalität die Therapie der Abhängigkeitserkrankung und psychischer Begleiterkrankungen umfassen. Leider ist jedoch die Datenlage sowohl hinsichtlich der medikamentösen als auch hinsichtlich der psychotherapeutischen Behandlung sehr begrenzt.

Bei der Behandlung von suizidalen Suchtkranken kann eine Vielzahl von Schwierigkeiten auftreten: So ist es oft schwierig, eine stabile, vertrauensvolle Beziehung herzustellen, Suizidalität tritt häufig im Rahmen einer (Alkohol-)Intoxikation auf, Suchtkranke haben oft keine Ressourcen im sozialen Netz, es besteht oft eine geringe Konfliktfähigkeit, Suchtkranke leiden oft unter niedrigem Selbstwertgefühl und geringer Frustrationstoleranz und können aufgrund von instabilen Wohnverhältnissen und mangelhafter sozialer Integration nicht (rechtzeitig) durch das suizidpräventive Hilfssystem erreicht werden. Die zunehmende Einengung der persönlichen Möglichkeiten und der Gefühlswelt und der Verlust zwischenmenschlicher Beziehungen müssen bei Suizidalität von Substanzabhängigen besonders beachtet werden.

Rechtzeitiges Erkennen und insbesondere die adäquate Behandlung der am häufigsten mit Suizid assoziierten Erkrankungen würden die Suizidraten weltweit reduzieren. Neben dem Erkennen und der adäquaten Behandlung der Suizidalität und der Suchterkrankung und der Prävention von Suchterkrankungen sind allgemeine Maßnahmen wie die Restriktion der Suizidmittel (z. B. bei Waffen) für die Reduktion der Suizidalität auch bei Suchterkrankungen von Bedeutung. Im Gegensatz zu anderen psychischen Erkrankungen gibt es keine Empfehlungen zu speziellen Strategien der Suizidprävention bei Suchterkrankungen.

Konsequenzen für Klinik und Praxis

✦ Suchterkrankungen sind die zweithäufigsten psychischen Erkrankungen, unter denen Suizidopfer leiden, und sehr wichtige Risikofaktoren für Suizid.
✦ Es wurden verschiedene Risikofaktoren für Suizidalität bei Suchterkrankungen, insbesondere bei Alkoholabhängigkeit, nachgewiesen: z. B. Depression, höheres Lebensalter und soziale Faktoren. Auch die zunehmende Einengung der persönlichen Möglichkeiten und der Gefühlswelt und der Verlust zwischenmenschlicher Beziehungen müssen bei Suizidalität von Substanzabhängigen beachtet werden.
✦ Suizidalität bei Suchtkranken muss rechtzeitig erkannt und adäquat behandelt werden.
✦ Bei der Behandlung suizidaler Suchtkranker kann eine Vielzahl von spezifischen Schwierigkeiten auftreten.

Trotz der umfangreichen Literatur gibt es zahlreiche offene Fragen, z. B.:

1. Es fehlen Studien über den komplexen Zusammenhang zwischen Suizidalität und Suchterkrankungen in einzelnen Altersgruppen.
2. Zu Risikokonstellationen bei Suchterkrankungen durch einzelne psychotrope Substanzen gibt es kaum Untersuchungen.
3. Es ist wenig über den Einfluss akuter Intoxikationen auf suizidales Verhalten bekannt (siehe z. B. Wetterling und Schneider 2013).
4. Moderierende Effekte von sozialer Unterstützung auf suizidales Verhalten bei verschiedenen psychotropen Substanzen und Ausmaß des Konsums wurden bisher nicht erforscht.
5. Die Bedeutung verschiedener Mediatoren und Moderatoren ist in Modellen zum Zusammenhang zwischen Alkoholabhängigkeit und suizidalem Verhalten noch nicht untersucht. Solche Faktoren könnten beispielsweise Alter bei erstem Substanzkonsum, soziale und Umwelteinflüsse, Komorbidität mit einer psychiatrischen

Erkrankung und deren Behandlung, kulturelle Normen, genetische Faktoren, psychotherapeutische und pharmakologische Interventionen und Leistungen sowie Inanspruchnahme des Gesundheitswesens sein.

6. Das Wissen über die medikamentöse und psychotherapeutische Behandlung von Suchterkrankungen muss verbessert werden.

Zukünftige Studien sollten auch diese Information für spezifische Strategien zur Suizidprävention bei Suchterkrankung einsetzen.

Literatur

Adams S, Ataya AF, Attwood AS, Munafo MR (2013) Effects of alcohol on disinhibition towards alcohol-related cues. Drug Alcohol Depend 127: 137–142.

American Psychiatric Association (1995) Practice guideline for treatment of patients with substance use disorders: alcohol, cocaine, and opioids. Am J Psychiatry 152: 1–80.

American Psychiatric Association (APA) (2013) Diagnostic and Statistical Manual of mental disorders. Washington: American Psychiatric Press.

Andreasson S, Allebeck P (1990) Cannabis and mortality among young men: a longitudinal study of Swedish conscripts. Scand J Soc Med 18: 9–15.

Angst J, Clayton PJ (1998) Personality, smoking and suicide: a prospective study. J Affect Disord 51: 55–62.

Anton RF, O'Malley SS, Ciraulo DA, Cisler RA, Couper D, Donovan DM, Gastfriend DR, Hosking JD, Johnson BA, et al. (2006) Combined pharmacotherapies and behavioral interventions for alcohol dependence: the COMBINE study: a randomized controlled trial. JAMA 295: 2003–2017.

Appleby L, Cooper J, Amos T, Faragher B (1999) Psychological autopsy study of suicides by people aged under 35. Br J Psychiatry 175: 168–174.

Arato M, Demeter E, Rihmer Z, Somogyi E (1988) Retrospective psychiatric assessment of 200 suicides in Budapest. Acta Psychiatr Scand 77: 454–456.

Arbeitsgemeinschaft ›Suizidalität und Psychiatrisches Krankenhaus‹ (2011) Empfehlung zur Diagnostik und zum Umgang mit Suizidalität in der stationären psychiatrisch-psychotherapeutischen Behandlung. Suizidprophylaxe 38: 166–170.

Arendt M, Munk-Jorgensen P, Sher L, Jensen SO (2013) Mortality following treatment for cannabis use disorders: predictors and causes. J Subst Abuse Treat 44: 400–406.

Arsenault-Lapierre G, Kim C, Turecki G (2004) Psychiatric diagnoses in 3275 suicides: a meta-analysis. BMC Psychiatry 4: 37.

Asgard U (1990) A psychiatric study of suicide among urban Swedish women. Acta Psychiatr Scand 82: 115–124.

Backmund M, Schutz CG, Meyer K, Eichenlaub D, Soyka M (2003) Alcohol consumption in heroin users, methadone-substituted and codeine-substituted patients – frequency and correlates of use. Eur Addict Res 9: 45–50.

Bacskai E, Czobor P, Gerevich J (2009) Suicidality and trait aggression related to childhood victimization in patients with alcoholism. Psychiatry Res 165: 103–110.

Baldessarini RJ, Tondo L (2008) Lithium and suicidal risk. Bipolar Disord 10: 114–115.

Baldessarini RJ, Tondo L (2011) Psychopharmacology for Suicide Prevention. In: Pompili M, Tatarelli R (Hrsg.) Evidence-based Practice in Suicidology. Göttingen/Cambridge,MA: Hogrefe, S. 243–264.

Barnow S, Linden M (2000) Epidemiology and psychiatric morbidity of suicidal ideation among the elderly. Crisis 21: 171–180.

Barraclough B, Bunch J, Nelson B, Sainsbury P (1974) A hundred cases of suicide: clinical aspects. Br J Psychiatry 125: 355–373.

Barraclough BM (1971) Suicide in the elderly. Br J Psychiatry 120: 87–97.

Beautrais AL (2001) Suicides and serious suicide attempts: two populations or one? Psychol Med 31: 837–845.

Beautrais AL (2002) A case control study of suicide and attempted suicide in older adults. Suicide Life Threat Behav 32: 1–9.

Bernal M, Haro JM, Bernert S, Brugha T, de Graaf R, Bruffaerts R, Lepine JP, de Girolamo G, Vilagut G, et al. (2007) Risk factors for suicidality in Europe: results from the ESEMED study. J Affect Disord 101: 27–34.

Bernard JP, Havnes I, Slordal L, Waal H, Morland J, Khiabani HZ (2013) Methadone-related deaths in Norway. Forensic Sci Int 224: 111–116.

Bertolote JM, Fleischmann A, De Leo D, Bolhari J, Botega N, De SD, Tran Thi TH, Phillips M, Schlebusch L, et al. (2005) Suicide attempts, plans, and ideation in culturally diverse sites: the WHO SUPRE-MISS community survey. Psychol Med 35: 1457–1465.

Bertolote JM, Fleischmann A, De Leo D, Wasserman D (2004) Psychiatric diagnoses and suicide: revisiting the evidence. Crisis 25: 147–155.

Beskow J (1979) Suicide in mental disorder in Swedish men. Acta Psychiatr Scand Suppl 1:138.

Bischof G, Rumpf HJ, Hapke U, Meyer C, John U (2000) Remission ohne formelle Hilfen und Inanspruchnahme stationärer Behandlung bei Alkoholabhängien – Ein Vergleich auslösender Faktoren. Sucht 46: 54–61.

Bischof G, Rumpf HJ, Meyer C, Hapke U, John U (2005) Influence of psychiatric comorbidity in alcohol-dependent subjects in a representative population survey on treatment utilization and natural recovery. Addiction 100: 405–413.

145

Bohnert KM, Ilgen MA, McCarthy JF, Ignacio RV, Blow FC, Katz IR (2014) Tobacco use disorder and the risk of suicide mortality. Addiction 109: 155–162.

Borges G, Walters EE, Kessler RC (2000) Associations of substance use, abuse, and dependence with subsequent suicidal behavior. Am J Epidemiol 151: 781–789.

Brådvik L, Mattisson C, Bogren M, Nettelbladt P (2010) Mental disorders in suicide and undetermined death in the Lundby Study. The contribution of severe depression and alcohol dependence. Arch Suicide Res 14: 266–275.

Brent DA, Baugher M, Bridge J, Chen T, Chiappetta L (1999) Age- and sex-related risk factors for adolescent suicide. J Am Acad Child Adolesc Psychiatry 38: 1497–1505.

Brent DA, Bridge J, Johnson BA, Connolly J (1996) Suicidal behavior runs in families. A controlled family study of adolescent suicide victims. Arch Gen Psychiatry 53: 1145–1152.

Brent DA, Perper JA, Goldstein CE, Kolko DJ, Allan MJ, Allman CJ, Zelenak JP (1988) Risk factors for adolescent suicide. A comparison of adolescent suicide victims with suicidal inpatients. Arch Gen Psychiatry 45: 581–588.

Brent DA, Perper JA, Moritz G, Allman C, Friend A, Roth C, Schweers J, Balach L, Baugher M (1993) Psychiatric risk factors for adolescent suicide: a case-control study. J Am Acad Child Adolesc Psychiatry 32: 521–529.

Bronisch T (2002) Diagnostik von Suizidalität. Psychotherapie der Suizidalität. Krankheitsmodelle und Therapiepraxis – erklärungsspezifisch und schulenübergreifend. Stuttgart: Thieme Verlag, S. 9–15.

Bronisch T (2008) Suizidprävention und Psychopharmakotherapie: Antidepressiva, Stimmungsstabilisatoren, Neuroleptika. In: Wolfersdorf M, Bronisch T, Wedler H (Hrsg.) Suizidalität. Verstehen – Vorbeugen – Behandeln. Regensburg: Roderer, S. 297–310.

Bronisch T (2014) Der Suizid. Ursachen, Warnsignale, Prävention. München: C. H. Beck.

Bronisch T, Höfler M, Lieb R (2008) Smoking predicts suicidality: findings from a prospective community study. J Affect Disord 108: 135–145.

Brown T, Platt S, Amos A (2014) Equity impact of population-level interventions and policies to reduce smoking in adults: a systematic review. Drug Alcohol Depend 138: 7–16.

Bukstein OG, Brent DA, Perper JA, Moritz G, Baugher M, Schweers J, Roth C, Balach L (1993) Risk factors for completed suicide among adolescents with a lifetime history of substance abuse: a case-control study. Acta Psychiatr Scand 88: 403–408.

Buri C, von Bonin B, Strik W, Moggi F (2009) Predictors of attempted suicide among Swiss patients with alcohol-use disorders. J Stud Alcohol Drugs 70: 668–674.

Burton R (1621) Anatomie der Melancholie. Zürich München: Artemis Verlag.

Caplehorn JR, Dalton MS, Cluff MC, Petrenas AM (1994) Retention in methadone maintenance and heroin addicts' risk of death. Addiction 89: 203–209.

Carney SS, Rich CL, Burke PA, Fowler RC (1994) Suicide over 60: the San Diego study. J Am Geriatr Soc 42: 174–180.

Cavanagh JT, Carson AJ, Sharpe M, Lawrie SM (2003) Psychological autopsy studies of suicide: a systematic review. Psychol Med 33: 395–405.

Cavanagh JT, Owens DG, Johnstone EC (1999) Suicide and undetermined death in south east Scotland. A case-control study using the psychological autopsy method. Psychol Med 29: 1141–1149.

Chatzittofis A, Nordstrom P, Hellstrom C, Arver S, Asberg M, Jokinen J (2013) CSF 5-HIAA, cortisol and DHEAS levels in suicide attempters. Eur Neuropsychopharmacol 23: 1280–1287.

Cheng AT (1995) Mental illness and suicide. A case-control study in east Taiwan. Arch Gen Psychiatry 52: 594–603.

Cheng AT, Mann AH, Chan KA (1997) Personality disorder and suicide. A case-control study. Br J Psychiatry 170: 441–46.

Cherpitel CJ, Borges GL, Wilcox HC (2004) Acute alcohol use and suicidal behavior: a review of the literature. Alcohol Clin Exp Res 28: 18S–28S.

Chiu HF, Yip PS, Chi I, Chan S, Tsoh J, Kwan CW, Li SF, Conwell Y, Caine E (2004) Elderly suicide in Hong Kong – a case-controlled psychological autopsy study. Acta Psychiatr Scand 109: 299–305.

Christiansen E, Jensen BF (2009) A nested case-control study of the risk of suicide attempts after discharge from psychiatric care: the role of co-morbid substance use disorder. Nord J Psychiatry 63: 132–139.

Chynoweth R, Tonge JI, Armstrong J (1980) Suicide in Brisbane – a retrospective psychosocial study. Aust N Z J Psychiatry 14: 37–45.

Clark DC, Clark SH (1993) Suicide among the elderly. In: Bähme K, Freytag R, Wächtler C, Wedler H (Hrsg.) Suicidal Behavior: the State of the Art. Proceedings of the XVI Congress of the International Association for Suicide Prevention. Regensburg: Roderer, S. 161–164.

Cloninger CR (1987) A systematic method for clinical description and classification of personality variants. A proposal. Arch Gen Psychiatry 44: 573–588.

Coder B, Freyer-Adam J, Bischof G, Pockrandt C, Hartmann B, Rumpf HJ, John U, Hapke U (2008) Alcohol problem drinking among general hospital inpatients in northeastern Germany. Gen Hosp Psychiatry 30: 147–154.

147

Conason AH, Oquendo MA, Sher L (2006) Psychotherapy in the treatment of alcohol and substance abusing adolescents with suicidal behavior. Int J Adolesc Med Health 18: 9–13.

Conner KR, Beautrais AL, Brent DA, Conwell Y, Phillips MR, Schneider B (2012a) The Next Generation of Psychological Autopsy Studies: Part 2. Interview Procedures. Suicide Life Threat Behav 42: 86–103.

Conner KR, Beautrais AL, Conwell Y (2003a) Moderators of the relationship between alcohol dependence and suicide and medically serious suicide attempts: analyses of Canterbury Suicide Project data. Alcohol Clin Exp Res 27: 1156–1161.

Conner KR, Beautrais AL, Conwell Y (2003b) Risk factors for suicide and medically serious suicide attempts among alcoholics: analyses of Canterbury Suicide Project data. J Stud Alcohol 64: 551–554.

Conner KR, Cox C, Duberstein PR, Tian L, Nisbet PA, Conwell Y (2001) Violence, alcohol, and completed suicide: a case-control study. Am J Psychiatry 158: 1701–1705.

Conner KR, Duberstein PR (2004) Predisposing and precipitating factors for suicide among alcoholics: empirical review and conceptual integration. Alcohol Clin Exp Res 28: 6S–17S.

Conner KR, Duberstein PR, Conwell Y (1999) Age-related patterns of factors associated with completed suicide in men with alcohol dependence. Am J Addict 8: 312–318.

Conner KR, Gunzler D, Tang W, Tu XM, Maisto SA (2011) Test of a clinical model of drinking and suicidal risk. Alcohol Clin Exp Res 35: 60–68.

Conner KR, Hesselbrock VM, Meldrum SC, Schuckit MA, Bucholz KK, Gamble SA, Wines JD, Jr., Kramer J (2007) Transitions to, and correlates of, suicidal ideation, plans, and unplanned and planned suicide attempts among 3,729 men and women with alcohol dependence. J Stud Alcohol Drugs 68: 654–662.

Conner KR, Hesselbrock VM, Schuckit MA, Hirsch JK, Knox KL, Meldrum S, Bucholz KK, Kramer J, Kuperman S, et al. (2006) Precontemplated and impulsive suicide attempts among individuals with alcohol dependence. J Stud Alcohol 67: 95–101.

Conner KR, Houston RJ, Swogger MT, Conwell Y, You S, He H, Gamble SA, Watts A, Duberstein PR (2012b) Stressful life events and suicidal behavior in adults with alcohol use disorders: Role of event severity, timing, and type. Drug Alcohol Depend 120: 155–161.

Conwell Y, Duberstein PR, Cox C, Herrmann JH, Forbes NT, Caine ED (1996) Relationships of age and axis I diagnoses in victims of completed suicide: a psychological autopsy study. Am J Psychiatry 153: 1001–1008.

Conwell Y, Lyness JM, Duberstein P, Cox C, Seidlitz L, DiGiorgio A, Caine ED (2000) Completed suicide among older patients in primary care practices: a controlled study. J Am Geriatr Soc 48: 23–29.

Conwell Y, Olsen K, Caine ED, Flannery C (1991) Suicide in later life: psychological autopsy findings. Int Psychogeriatr 3: 59–66.

Cornelius JR, Salloum IM, Haskett RF, Daley DC, Cornelius MD, Thase ME, Perel JM (2000) Fluoxetine versus placebo in depressed alcoholics: a 1-year follow-up study. Addict Behav 25: 307–310.

Cullberg J (1978) Krisen und Krisentherapie. Psychiatr Prax 5: 25–34.

Curry JF, Wells KC, Lochman JE, Craighead WE, Nagy PD (2003) Cognitive-behavioral intervention for depressed, substance-abusing adolescents: development and pilot testing. J Am Acad Child Adolesc Psychiatry 42: 656–665.

Cvinar JG (2005) Do suicide survivors suffer social stigma: a review of the literature. Perspect Psychiatr Care 41: 14–21.

Darke S, Ross J (2002) Suicide among heroin users: rates, risk factors and methods. Addiction 97: 1383–1394.

De Hert M, McKenzie K, Peuskens J (2001) Risk factors for suicide in young people suffering from schizophrenia: a long-term follow-up study. Schizophr Res 47: 127–134.

De Leo D, Draper BM, Snowdon J, Kõlves K (2013) Suicides in older adults: a case-control psychological autopsy study in Australia. J Psychiatr Res 47: 980–988.

De Leo D, Heller T (2008) Social modeling in the transmission of suicidality. Crisis 29: 11–19.

Delaveris GJ, Teige B, Rogde S (2014) Non-natural manners of death among users of illicit drugs: Substance findings. Forensic Sci Int 238: 16–21.

DGPPN, BÄK, KBV, AWMF, AkdÄ, BPtK, BApK, DAGSHG, DEGAM, DGPM, DGPs, DGRW (2012) S3-Leitlinie/Nationale VersorgungsLeitlinie Unipolare Depression. Version 1.3. (http://www.depression.versorgungsleitlinien.de/, Zugriff am 02.06.2015).

Die Drogenbeauftragte der Bundesregierung (2014) Drogen- und Suchtbericht 2014. (http://www.drogenbeauftragte.de/fileadmin/dateien-dba/Presse/¬ Downloads/Drogen-_und_Suchtbericht_2014_Gesamt_WEB_05.pdf 20-7-2014, Zugriff am 02.06.2015. Erscheint jedes Jahr neu unter www.drogenbeauftragte.¬ de).

Diehl A, Scherbaum N (2008) Nikotinabhängigkeit als komorbide Störung bei Alkoholabhängigkeit – Epidemiologie, Ätiologie und Therapie. Fortschr Neurol Psychiatr 76: 14–20.

Doll R, Gray R, Hafner B, Peto R (1980) Mortality in relation to smoking: 22 years' observations on female British doctors. Br Med J 280: 967–971.

Doll R, Peto R, Wheatley K, Gray R, Sutherland I (1994) Mortality in relation to smoking: 40 years' observations on male British doctors. BMJ 309: 901–911.

Dorpat TL, Ripley HS (1960) A study of suicide in the Seattle area. Compr Psychiatry 1: 349–359.

Dorrmann W (2009) Suizid. Therapeutische Interventionen bei Selbsttötungsabsichten. Stuttgart: Pfeiffer bei Klett-Cotta.

Driessen M, Veltrup C, Weber J, John U, Wetterling T, Dilling H (1998) Psychiatric co-morbidity, suicidal behaviour and suicidal ideation in alcoholics seeking treatment. Addiction 93: 889–894.

Duberstein PR, Conwell Y, Caine ED (1994) Age differences in the personality characteristics of suicide completers: preliminary findings from a psychological autopsy study. Psychiatry 57: 213–224.

Duffy J, Kreitman N (1993) Risk factors for suicide and undetermined death among in-patient alcoholics in Scotland. Addiction 88: 757–766.

Dumais A, Lesage AD, Alda M, Rouleau G, Dumont M, Chawky N, Roy M, Mann JJ, Benkelfat C, et al. (2005) Risk factors for suicide completion in major depression: a case-control study of impulsive and aggressive behaviors in men. Am J Psychiatry 162: 2116–2124.

Dunne-Maxim K, Dunne E (2001) Family involvement in suicide prevention and postvention: a psychoeducational perspective. In: Wasserman D (Hrsg.) Suicide. An unnecessary death. London: Martin Dunitz, S. 257–257.

Edwards G, Gross MM (1976) Alcohol dependence: provisional description of a clinical syndrome. Br Med J 1: 1058–1061.

Esposito-Smythers C, Spirito A, Kahler CW, Hunt J, Monti P (2011) Treatment of co-occurring substance abuse and suicidality among adolescents: a randomized trial. J Consult Clin Psychol 79: 728–739.

Esposito-Smythers C, Spirito A, Uth R, LaChance H (2006) Cognitive behavioral treatment for suicidal alcohol abusing adolescents: development and pilot testing. Am J Addict 15 Suppl 1: 126–130.

Etzersdorfer E (2008) Psychotherapeutische Krisenintervention. In: Wolfersdorf M, Bronisch T, Wedler H (Hrsg.) Suizidalität. Verstehen – Vorbeugen – Behandeln. Regensburg: Roderer, S. 239–254.

Feigelman W, Gorman BS, Lesieur H (2006) Examining the relationship between at-risk gambling and suicidality in a national representative sample of young adults. Suicide Life Threat Behav 36: 396–408.

Felber W (1993) Typologie des Parasuizids: suizidale Gefährdung, taxonomische Auswirkung, katamnestisches Ergebnis. Regensburg: Roderer.

Feuerlein W (1971) Selbstmordversuch oder parasuizidale Handlung?. Nervenarzt 42: 127–130.

Flensborg-Madsen T, Knop J, Mortensen EL, Becker U, Sher L, Gronbaek M (2009) Alcohol use disorders increase the risk of completed suicide - irrespective of other psychiatric disorders. A longitudinal cohort study. Psychiatry Res 167: 123–130.

Foster T, Gillespie K, McClelland R (1997) Mental disorders and suicide in Northern Ireland. Br J Psychiatry 170: 447–452.

Foster T, Gillespie K, McClelland R, Patterson C (1999) Risk factors for suicide independent of DSM-III-R Axis I disorder. Case-control psychological autopsy study in Northern Ireland. Br J Psychiatry 175: 175–179.

Foxcroft DR, Tsertsvadze A (2011) Universal multi-component prevention programs for alcohol misuse in young people. Cochrane Database Syst RevCD009307.

Friberg L, Cederlof R, Lorich U, Lundman T, De FU (1973) Mortality in twins in relation to smoking habits and alcohol problems. Arch Environ Health 27: 294–304.

Giegling I, Olgiati P, Hartmann AM, Calati R, Moller HJ, Rujescu D, Serretti A (2009) Personality and attempted suicide. Analysis of anger, aggression and impulsivity. J Psychiatr Res 43: 1262–1271.

Glasner-Edwards S, Mooney LJ, Marinelli-Casey P, Hillhouse M, Ang A, Rawson R (2008) Risk factors for suicide attempts in methamphetamine-dependent patients. Am J Addict 17: 24–27.

Green AI (2006) Treatment of schizophrenia and comorbid substance abuse: pharmacologic approaches. J Clin Psychiatry 67 Suppl 7: 31–35.

Gururaj G, Isaac MK, Subbakrishna DK, Ranjani R (2004) Risk factors for completed suicides: a case-control study from Bangalore, India. Inj Control Saf Promot 11: 183–191.

Guzzetta F, Tondo L, Centorrino F, Baldessarini RJ (2007) Lithium treatment reduces suicide risk in recurrent major depressive disorder. J Clin Psychiatry 68: 380–383.

Haenel T, Pöldinger W (1986) Erkennen und Beurteilen von Suizidalität. In: Kisker KP, Lauter H, Meyer JE, Müller C, trömgren E, Bauer M, Bönisch E, Götze P, Haenel T, Helmchen H, Katschnig H, Konieczna T, Kreitman N, Merskey H, Musaph H, Pöldinger W, Reimer C, Stauber M (Hrsg.) Psychiatrie der Gegenwart II. Berlin Heidelberg New York: Springer, S. 107–132.

Harris EC, Barraclough B (1997) Suicide as an outcome for mental disorders. A meta-analysis. Br J Psychiatry 170: 205–228.

Harris EC, Barraclough B (1998) Excess mortality of mental disorder. Br J Psychiatry 173: 11–53.

Harwood D, Hawton K, Hope T, Jacoby R (2001) Psychiatric disorder and personality factors associated with suicide in older people: a descriptive and case-control study. Int J Geriatr Psychiatry 16: 155–165.

Hatton CL, Valente SM (1984) Assessment of suicidal risk. In: Hatton CL, Valente SM (Hrsg.) Suicide. Assessment and intervention. Norwalk, Connecticut: S. 61–82.

Haw C, Harwood D, Hawton K (2009) Dementia and suicidal behavior: a review of the literature. Int Psychogeriatr 21: 440–453.

Hawton K, Harriss L, Zahl D (2006) Deaths from all causes in a long-term follow-up study of 11,583 deliberate self-harm patients. Psychol Med 36: 397–405.

Hawton K, Simkin S, Rue J, Haw C, Barbour F, Clements A, Sakarovitch C, Deeks J (2002) Suicide in female nurses in England and Wales. Psychol Med 32: 239–250.

Hemenway D, Solnick SJ, Colditz GA (1993) Smoking and suicide among nurses. Am J Public Health 83: 249–251.

Hemmingsson T, Kriebel D (2003) Smoking at age 18-20 and suicide during 26 years of follow-up-how can the association be explained? Int J Epidemiol 32: 1000–1004.

Henriksson MM, Aro HM, Marttunen MJ, Heikkinen ME, Isometsä ET, Kuoppasalmi KI, Lönnqvist JK (1993) Mental disorders and comorbidity in suicide. Am J Psychiatry 150: 935–940.

Henriksson MM, Marttunen MJ, Isometsä ET, Heikkinen ME, Aro HM, Kuoppasalmi KI, Lönnqvist JK (1995) Mental disorders in elderly suicide. Int Psychogeriatr 7: 275–286.

Henseler H (2000) Narzisstische Krisen: Zur Psychodynamik des Selbstmords. Wiesbaden: Westdeutscher Verlag.

Hill A, Rumpf HJ, Hapke U, Driessen M, John U (1998) Prevalence of alcohol dependence and abuse in general practice. Alcohol Clin Exp Res 22: 935–940.

Hiroeh U, Appleby L, Mortensen PB, Dunn G (2001) Death by homicide, suicide, and other unnatural causes in people with mental illness: a population-based study. Lancet 358: 2110–2112.

Houston K, Hawton K, Shepperd R (2001) Suicide in young people aged 15-24: a psychological autopsy study. J Affect Disord 63: 159–170.

Hufford MR (2001) Alcohol and suicidal behavior. Clin Psychol Rev 21: 797–811.

Hughes JR (2008) Smoking and suicide: a brief overview. Drug Alcohol Depend 98: 169–178.

Hughes JR, Fingar JR, Budney AJ, Naud S, Helzer JE, Callas PW (2014) Marijuana use and intoxication among daily users: An intensive longitudinal study. Addict Behav 39: 1464–1470.

Ilgen MA, Harris AH, Moos RH, Tiet QQ (2007a) Predictors of a suicide attempt one year after entry into substance use disorder treatment. Alcohol Clin Exp Res 31: 635–642.

Ilgen MA, Jain A, Lucas E, Moos RH (2007b) Substance use-disorder treatment and a decline in attempted suicide during and after treatment. J Stud Alcohol Drugs 68: 503–509.

Inskip HM, Harris EC, Barraclough B (1998) Lifetime risk of suicide for affective disorder, alcoholism and schizophrenia. Br J Psychiatry 172: 35–37.

Isometsä ET, Henriksson MM, Heikkinen ME, Aro HM, Marttunen MJ, Kuoppasalmi KI, Lönnqvist JK (1996) Suicide among subjects with personality disorders. Am J Psychiatry 153: 667–673.

Iwasaki M, Akechi T, Uchitomi Y, Tsugane S (2005) Cigarette smoking and completed suicide among middle-aged men: a population-based cohort study in Japan. Ann Epidemiol 15: 286–292.

John U, Rumpf HJ, Bischof G, Hapke U, Hanke M, Meyer C (2013) Excess mortality of alcohol-dependent individuals after 14 years and mortality predictors based on treatment participation and severity of alcohol dependence. Alcohol Clin Exp Res 37: 156–163.

Johnson J, Wood AM, Gooding P, Taylor PJ, Tarrier NN (2011) Resilience to suicidality: The buffering hypothesis. Clinical Psychol Rev 31: 563–591.

Karvonen K, Rasanen P, Hakko H, Timonen M, Meyer-Rochow VB, Sarkioja T, Koponen HJ (2008) Suicide after hospitalization in the elderly: a population based study of suicides in Northern Finland between 1988-2003. Int J Geriatr Psychiatry 23: 135–141.

Kelly TM, Lynch KG, Donovan JE, Clark DB (2001) Alcohol use disorders and risk factor interactions for adolescent suicidal ideation and attempts. Suicide Life Threat Behav 31: 181–193.

Kerr WC, Subbaraman M, Ye Y (2011) Per capita alcohol consumption and suicide mortality in a panel of US states from 1950 to 2002. Drug Alcohol Rev 30: 473–480.

Kienast T, Foerster J (2008) Psychotherapy of personality disorders and concomitant substance dependence. Curr Opin Psychiatry 21: 619–624.

Kittirattanapaiboon P, Suttajit S, Junsirimongkol B, Likhitsathian S, Srisurapanont M (2014) Suicide risk among Thai illicit drug users with and without mental/alcohol use disorders. Neuropsychiatr Dis Treat 10: 453–458.

Kleiman EM, Liu RT (2014) Prospective prediction of suicide in a nationally representative sample: religious service attendance as a protective factor. Br J Psychiatry 204: 262–266.

Kodl MM, Fu SS, Willenbring ML, Gravely A, Nelson DB, Joseph AM (2008) The impact of depressive symptoms on alcohol and cigarette consumption following treatment for alcohol and nicotine dependence. Alcohol Clin Exp Res 32: 92–99.

Koller G, Preuss UW, Bottlender M, Wenzel K, Soyka M (2002) Impulsivity and aggression as predictors of suicide attempts in alcoholics. Eur Arch Psychiatry Clin Neurosci 252: 155–160.

Kõlves A, Värnik A, Schneider B, Fritze J, Allik J (2006a) Recent life events and suicide: a case-control study in Tallinn and Frankfurt. Soc Sci Med 62: 2887–2896.

Kõlves A, Värnik A, Tooding LM, Wasserman D (2006b) The role of alcohol in suicide: a case-control psychological autopsy study. Psychol Med 36: 923–930.

Kovacsics CE, Gottesman II, Gould TD (2009) Lithium's antisuicidal efficacy: elucidation of neurobiological targets using endophenotype strategies. Annu Rev Pharmacol Toxicol 49: 175–198.

Kranzler HR, Burleson JA, Del Boca FK, Babor TF, Korner P, Brown J, Bohn MJ (1994) Buspirone treatment of anxious alcoholics. A placebo-controlled trial. Arch Gen Psychiatry 51: 720–731.

Kraus L, Pabst A, Piontek D, Gomes de Matos E (2013) Substanzkonsum und substanzbezogene Störungen: Trends in Deutschland 1980–2012. Sucht 59: 333–345.

Lamis DA, Malone PS (2012) Alcohol Use and Suicidal Behaviors among Adults: A Synthesis and Theoretical Model. Suicidol Online 3: 4–23.

Lee CT, Chen VC, Tan HK, Chou SY, Wu KH, Chan CH, Gossop M (2013) Suicide and other-cause mortality among heroin users in Taiwan: a prospective study. Addict Behav 38: 2619–2623.

Leistikow B (2003) Commentary: Questionable premises, overadjustment, and a smoking/suicide association in younger adult men. Int J Epidemiol 32: 1005–1006.

Leistikow BN, Martin DC, Samuels SJ (2000) Injury death excesses in smokers: a 1990–95 United States national cohort study. Inj Prev 6: 277–280.

Leonard KE, Blane HT (1999) Psychological theories of drinking and alcoholism. New York: Guilford Press.

Lesage AD, Boyer R, Grunberg F, Vanier C, Morissette R, Menard-Buteau C, Loyer M (1994) Suicide and mental disorders: a case-control study of young men. Am J Psychiatry 151: 1063–1068.

Lewitzka U, Muller-Oerlinghausen B, Felber W, Brunner J, Hawellek B, Rujescu D, Ising M, Lauterbach E, Broocks A, et al. (2008) Is MAO-B activity in platelets associated with the occurrence of suicidality and behavioural personality traits in depressed patients? Acta Psychiatr Scand 117: 41–49.

Lewitzka U, Severus E, Bauer R, Ritter P, Müller-Oerlinghausen B, Bauer M (2015) The suicide prevention effect of lithium: more than 20 years of evidence. Int J Bipolar Disord 3: 32.

Li D, Yang X, Ge Z, Hao Y, Wang Q, Liu F, Gu D, Huang J (2012) Cigarette smoking and risk of completed suicide: a meta-analysis of prospective cohort studies. J Psychiatr Res 46: 1257–1266.

Lim SS, Vos T, Flaxman AD, Danaei G, Shibuya K, Adair-Rohani H, Amann M, Anderson HR, Andrews KG, et al. (2012) A comparative risk assessment of burden of disease and injury attributable to 67 risk factors and risk factor clusters in 21 regions, 1990-2010: a systematic analysis for the Global Burden of Disease Study 2010. Lancet 380: 2224–2260.

Lindner R (2006) Suizidale Männer in der psychoanalytisch orientierten Psychotherapie. Gießen: Psychosozial-Verlag.

Lucas M, O'Reilly EJ, Mirzaei F, Okereke OI, Unger L, Miller M, Ascherio A (2013) Cigarette smoking and completed suicide: results from 3 prospective cohorts of American adults. J Affect Disord 151: 1053–1058.

Malone KM, Waternaux C, Haas GL, Cooper TB, Li S, Mann JJ (2003) Cigarette smoking, suicidal behavior, and serotonin function in major psychiatric disorders. Am J Psychiatry 160: 773–779.

Maloney E, Degenhardt L, Darke S, Mattick RP, Nelson E (2007) Suicidal behaviour and associated risk factors among opioid-dependent individuals: a case-control study. Addiction 102: 1933–1941.

Maloney E, Degenhardt L, Darke S, Nelson EC (2009) Impulsivity and borderline personality as risk factors for suicide attempts among opioid-dependent individuals. Psychiatry Res 169: 16–21.

Mann JJ, Apter A, Bertolote J, Beautrais A, Currier D, Haas A, Hegerl U, Lönnqvist J, Malone K, et al. (2005) Suicide prevention strategies: a systematic review. JAMA 294: 2064–2074.

Mann JJ, Currier D (2008) Suicide and attempted suicide. In: Fatemi SH, Clayton PJ (Hrsg.) The medical basis of psychiatry. Philadelphia,P.A.: Humana Press, S. 561–576.

Mann K, Lehert P, Morgan MY (2004) The efficacy of acamprosate in the maintenance of abstinence in alcohol-dependent individuals: results of a meta-analysis. Alcohol Clin Exp Res 28: 51–63.

Marshall BD, Galea S, Wood E, Kerr T (2011) Injection methamphetamine use is associated with an increased risk of attempted suicide: a prospective cohort study. Drug Alcohol Depend 119: 134–137.

Martinez C, Rietbrock S, Wise L, Ashby D, Chick J, Moseley J, Evans S, Gunnell D (2005) Antidepressant treatment and the risk of fatal and non-fatal self harm in first episode depression: nested case-control study. BMJ 330: 389.

Martinotti G, Carli V, Tedeschi D, Di GM, Roy A, Janiri L, Sarchiapone M (2009) Mono- and polysubstance dependent subjects differ on social factors, childhood trauma, personality, suicidal behaviour, and comorbid Axis I diagnoses. Addict Behav 34: 790–793.

Marttunen MJ, Aro HM, Henriksson MM, Lonnqvist JK (1991) Mental disorders in adolescent suicide. DSM-III-R axes I and II diagnoses in suicides among 13- to 19-year-olds in Finland. Arch Gen Psychiatry 48: 834–839.

Mattick RP, Breen C, Kimber J, Davoli M (2009) Methadone maintenance therapy versus no opioid replacement therapy for opioid dependence. Cochrane Database Syst RevCD002209.

McCambridge J, McAlaney J, Rowe R (2011) Adult consequences of late adolescent alcohol consumption: a systematic review of cohort studies. PLoS Med 8: e1000413.

McCleary R, Chew KS, Merrill V, Napolitano C (2002) Does legalized gambling elevate the risk of suicide? An analysis of U.S. counties and metropolitan areas. Suicide Life Threat Behav 32: 209–221.

McGirr A, Renaud J, Bureau A, Seguin M, Lesage A, Turecki G (2008) Impulsive-aggressive behaviours and completed suicide across the life cycle: a predisposition for younger age of suicide. Psychol Med 38: 407–417.

Meltzer HY, Alphs L, Green AI, Altamura AC, Anand R, Bertoldi A, Bourgeois M, Chouinard G, Islam MZ, et al. (2003) Clozapine treatment for suicidality in schizophrenia: International Suicide Prevention Trial (InterSePT). Arch Gen Psychiatry 60: 82–91.

Miller M, Hemenway D, Bell NS, Yore MM, Amoroso PJ (2000a) Cigarette smoking and suicide: a prospective study of 300,000 male active-duty Army soldiers. Am J Epidemiol 151: 1060–1063.

Miller M, Hemenway D, Rimm E (2000b) Cigarettes and suicide: a prospective study of 50,000 men. Am J Public Health 90: 768–773.

Mitterauer B (1981) Mehrdimensionale Diagnostik von 121 Suiziden im Bundesland Salzburg im Jahre 1978. Wien Med Wochenschr 131: 229–234.

Morin J, Wiktorsson S, Marlow T, Olesen PJ, Skoog I, Waern M (2013) Alcohol use disorder in elderly suicide attempters: a comparison study. Am J Geriatr Psychiatry 21: 196–203.

Mühlbauer HD, Müller-Oerlinghausen B (1985) Fenfluramine stimulation of serum cortisol in patients with major affective disorders and healthy controls: further evidence for a central serotonergic action of lithium in man. J Neural Transm 61: 81–94.

Müller B, Georgi K, Schnabel A, Schneider B (2009) Does sport have a protective effect against suicide? Epidemiol Psichiatr Soc 18: 331–335.

Müller-Oerlinghausen B, Muser-Causemann B, Volk J (1992) Suicides and parasuicides in a high-risk patient group on and off lithium long-term medication. J Affect Disord 25: 261–269.

Murphy GE, Wetzel RD, Robins E, McEvoy L (1992) Multiple risk factors predict suicide in alcoholism. Arch Gen Psychiatry 49: 459–463.

Nelson RJ, Chiavegatto S (2001) Molecular basis of aggression. Trends Neurosci 24: 713–719.

Newman SC, Thompson AH (2003) A population-based study of the association between pathological gambling and attempted suicide. Suicide Life Threat Behav 33: 80–87.

Newman SC, Thompson AH (2007) The association between pathological gambling and attempted suicide: findings from a national survey in Canada. Can J Psychiatry 52: 605–612.

Niedzwiedz C, Haw C, Hawton K, Platt S (2014) The Definition and Epidemiology of Clusters of Suicidal Behavior: A Systematic Review. Suicide Life Threat Behav 44: 569–581.

Noori R, Rafiey H, Azizabadi-Farahani M, Khoddami-Vishteh HR, Mirabi P, Farhadi MH, Narenjiha H (2013) Risk factors of suicidal ideation and attempt in women with drug user spouses. J Chin Med Assoc 76: 648–652.

Nordentoft M (2011) Crucial elements in suicide prevention strategies. Prog Neuropsychopharmacol Biol Psychiatry 35: 848–853.

Nordentoft M, Mortensen PB, Pedersen CB (2011) Absolute risk of suicide after first hospital contact in mental disorder. Arch Gen Psychiatry 68: 1058–1064.

Nunes EV, Levin FR (2006) Treating depression in substance abusers. Curr Psychiatry Rep 8: 363–370.

Nunes EV, Levin FR (2008) Treatment of Co-occurring Depression and Substance Dependence: Using Meta-analysis to Guide Clinical Recommendations. Psychiatr Ann 38: nihpa128505.

Nunes EV, Sullivan MA, Levin FR (2004) Treatment of depression in patients with opiate dependence. Biol Psychiatry 56: 793–802.

Oquendo MA, Mann JJ (2000) The biology of impulsivity and suicidality. Psychiatr Clin North Am 23: 11–25.

157

Pabst A, Kraus L, Gomes de Mateo E, Piontek D (2013) Substanzkonsum und substanzbezogene Störungen in Deutschland in 2012. Sucht 59: 321–331.

Paffenbarger Jr. RS, Lee IM, Leung R (1994) Physical activity and personal characteristics associated with depression and suicide in American college men. Acta Psychiatr Scand Suppl 377: 16–22.

Pedersen NL, Fiske A (2010) Genetic influences on suicide and nonfatal suicidal behavior: twin study findings. Eur Psychiatry 25: 264–267.

Pedersen W (2008) Does cannabis use lead to depression and suicidal behaviours? A population-based longitudinal study. Acta Psychiatr Scand 118: 395–403.

Petersen CB, Gronbaek MN, Rask MB, Nielsen B, Nielsen AS (2009) Suicidal behaviour among alcohol-dependent Danes attending outpatient treatment. Nord J Psychiatry 63: 209–216.

Petit A, Reynaud M, Lejoyeux M, Coscas S, Karila L (2012) Addiction à la cocaïne: un facteur de risque de suicide. Presse Med 41: 702–712.

Pettinati HM (2004) Antidepressant treatment of co-occurring depression and alcohol dependence. Biol Psychiatry 56: 785–792.

Pettinati HM, O'Brien CP, Dundon WD (2013) Current status of co-occurring mood and substance use disorders: a new therapeutic target. Am J Psychiatry 170: 23–30.

Pfaff JJ, Almeida OP, Witte TK, Waesche MC, Joiner TE, Jr. (2007) Relationship between quantity and frequency of alcohol use and indices of suicidal behavior in an elderly Australian sample. Suicide Life Threat Behav 37: 616–626.

Phillips DP, Welty WR, Smith MM (1997) Elevated suicide levels associated with legalized gambling. Suicide Life Threat Behav 27: 373–378.

Pirkola S (1999) Alcohol and other substance misuse in suicide. Academic dissertation Helsinki, Finland, Medical Faculty of the University of Helsinki.

Pirkola S, Isometsa E, Heikkinen M, Lonnqvist J (1997) Employment status influences the weekly patterns of suicide among alcohol misusers. Alcohol Clin Exp Res 21: 1704–1706.

Pirkola SP, Isometsä ET, Heikkinen ME, Henriksson MM, Marttunen MJ, Lönnqvist JK (1999) Female psychoactive substance-dependent suicide victims differ from male – results from a nationwide psychological autopsy study. Compr Psychiatry 40: 101–107.

Pirkola SP, Isometsä ET, Heikkinen ME, Lönnqvist JK (2000) Suicides of alcohol misusers and non-misusers in a nationwide population. Alcohol Alcohol 35: 70–75.

Pirkola SP, Suominen K, Isometsä ET (2004) Suicide in alcohol-dependent individuals: epidemiology and management. CNS Drugs 18: 423–436.

Plöderl M, Wagenmakers EJ, Tremblay P, Ramsay R, Kralovec K, Fartacek C, Fartacek R (2013) Suicide risk and sexual orientation: a critical review. Arch Sex Behav 42: 715–727.

Pöldinger W (1968) Die Abschätzung der Suizidalität. Bern/Stuttgart/Wien: Hans Huber Verlag.

Pöldinger W (1982) Erkennung und Beurteilung der Suizidalität. In: Reimer C (Hrsg.) Suizid. Ergebnisse und Therapie. Berlin Heidelberg New York: Springer Verlag, S. 13–24.

Pompili M, Innamorati M, Masotti V, Personne F, Lester D, Di VC, Tatarelli R, Girardi P, Amore M (2008) Suicide in the elderly: a psychological autopsy study in a North Italy area (1994–2004). Am J Geriatr Psychiatry 16: 727–735.

Preuss UW, Schuckit MA, Smith TL, Danko GP, Bucholz KK, Hesselbrock MN, Hesselbrock V, Kramer JR (2003) Predictors and correlates of suicide attempts over 5 years in 1,237 alcohol-dependent men and women. Am J Psychiatry 160: 56–63.

Price C, Hemmingsson T, Lewis G, Zammit S, Allebeck P (2009) Cannabis and suicide: longitudinal study. Br J Psychiatry 195: 492–497.

Pschyrembel (2012) Klinisches Wörterbuch. Berlin: De Gruyter.

Qin P, Mortensen PB (2003) The impact of parental status on the risk of completed suicide. Arch Gen Psychiatry 60: 797–802.

Ramberg IL, Wasserman D (2004) Benefits of implementing an academic training of trainers program to promote knowledge and clarity in work with psychiatric suicidal patients. Arch Suicide Res 8: 331–343.

Rantakallio P, Laara E, Koiranen M (1995) A 28 year follow up of mortality among women who smoked during pregnancy. BMJ 311: 477–480.

Rasic D, Weerasinghe S, Asbridge M, Langille DB (2013) Longitudinal associations of cannabis and illicit drug use with depression, suicidal ideation and suicidal attempts among Nova Scotia high school students. Drug Alcohol Depend 129: 49–53.

Rebholz CM, Gu D, Yang W, Chen J, Wu X, Huang JF, Chen JC, Chen CS, Kelly TN, et al. (2011) Mortality from suicide and other external cause injuries in China: a prospective cohort study. BMC Public Health 11: 56.

Riala K, Alaraisanen A, Taanila A, Hakko H, Timonen M, Rasanen P (2007) Regular daily smoking among 14-year-old adolescents increases the subsequent risk for suicide: the Northern Finland 1966 Birth Cohort Study. J Clin Psychiatry 68: 775–780.

Rich CL, Ricketts JE, Fowler RC, Young D (1988) Some differences between men and women who commit suicide. Am J Psychiatry 145: 718–722.

Rich CL, Young D, Fowler RC (1986) San Diego suicide study. I. Young vs old subjects. Arch Gen Psychiatry 43: 577–582.

Ringel E (1953) Der Selbstmord. Abschluss einer krankhaften psychischen Entwicklung. Wien: Maudrich.

Robert-Koch-Institut (2014) Studie zur Gesundheit Erwachsener in Deutschland (DEGS1).

Robins E, Murphy GE, Wilkinson RH, Jr., Gassner S, Kayes J (1959) Some clinical considerations in the prevention of suicide based on a study of 134 successful suicides. Am J Public Health Nations Health 49: 888–899.

Ross RK, Bernstein L, Trent L, Henderson BE, Paganini-Hill A (1990) A prospective study of risk factors for traumatic deaths in a retirement community. Prev Med 19: 323–334.

Rossow I, Amundsen A (1995) Alcohol abuse and suicide: a 40-year prospective study of Norwegian conscripts. Addiction 90: 685–691.

Rossow I, Romelsjö A, Leifman H (1999) Alcohol abuse and suicidal behaviour in young and middle aged men: differentiating between attempted and completed suicide. Addiction 94: 1199–1207.

Rudd MD, Berman AL, Joiner TE, Jr., Nock MK, Silverman MM, Mandrusiak M, Van OK, Witte T (2006) Warning signs for suicide: theory, research, and clinical applications. Suicide Life Threat Behav 36: 255–262.

Rujescu D, Giegling I (2010) The genetics of neurosystems in mental ill-health and suicidality: beyond serotonin. Eur Psychiatry 25: 272–274.

Rumpf HJ, Bischof G, Hapke U, Meyer C, John U (2006) Stability of remission from alcohol dependence without formal help. Alcohol Alcohol 41: 311–314.

Runeson B (1989) Mental disorder in youth suicide. DSM-III-R Axes I and II. Acta Psychiatr Scand 79: 490–497.

Sartor CE, Grant JD, Bucholz KK, Madden PA, Heath AC, Agrawal A, Whitfield JB, Statham DJ, Martin NG, et al. (2010) Common genetic contributions to alcohol and cannabis use and dependence symptomatology. Alcohol Clin Exp Res 34: 545–554.

Saunders K, Brand F, Lascelles K, Hawton K (2013) The sad truth about the SADPERSONS Scale: an evaluation of its clinical utility in self-harm patients. Emerg Med J 31: 796–798.

Schmidtke A, Sell R, Löhr C, Gajewska A, Schaller S (2009) Epidemiologie und Demographie des Alterssuizid. Suizidprophylaxe 36: 12–20.

Schmitz JM, Averill PM, Sayre SL, McCleary P, Möller FG, Swann A (2002) Cognitive-behavioural treatment of bipolar disorder and substance abuse: a preliminary randomized study. Addict Disord Treat 1: 17–24.

Schneider B (2003) Risikofaktoren für Suizid. Regensburg: Roderer.

Schneider B (2009) Substance use disorders and risk for completed suicide. Arch Suicide Res 13: 303–316.

Schneider B (2010) Körperliche Erkrankungen und Suizid. In: Junglas J (Hrsg.) Kranke Körper zum Seelendoktor! Körperliche Krankheiten in Psychotherapie, Psychosomatik und Psychiatrie. Bonn: Deutscher Psychologen Verlag, S. 89–103.

Schneider B, Baumert J, Schneider A, Marten-Mittag B, Meisinger C, Erazo N, Hammer GP, Ladwig KH (2011a) The effect of risky alcohol use and smoking on suicide risk: findings from the German MONICA/KORA-Augsburg Cohort Study. Soc Psychiatry Psychiatr Epidemiol 46: 1127–1132.

Schneider B, Georgi K, Weber B, Schnabel A, Ackermann H, Wetterling T (2006) Risikofaktoren für Suizid bei Störungen im Zusammenhang mit psychotropen Substanzen. Psychiatr Prax 33: 81–87.

Schneider B, Kõlves A, Blettner M, Wetterling T, Schnabel A, Värnik A (2009a) Substance use disorders as risk factors for suicide in an Eastern and a Central European city (Tallinn and Frankfurt/Main). Psychiatry Res 165: 263–272.

Schneider B, Lukaschek K, Baumert J, Meisinger C, Erazo N, Ladwig KH (2014) Living alone, obesity, and smoking increase risk for suicide independently of depressive mood findings from the population-based MONICA/KORA Augsburg cohort study. J Affect Disord 152-154: 416–421.

Schneider B, Maurer K, Sargk D, Heiskel H, Weber B, Frölich L, Georgi K, Fritze J, Seidler A (2004) Concordance of DSM-IV Axis I and II diagnoses by personal and informant's interview. Psychiatry Res 127: 121–136.

Schneider B, Schnabel A, Weber B, Frölich L, Maurer K, Wetterling T (2005) Nicotine use in suicides: a case-control study. Eur Psychiatry 20: 129–136.

Schneider B, Schnabel A, Wetterling T, Bartusch B, Weber B, Georgi K (2008) How do personality disorders modify suicide risk? J Pers Disord 22: 233–245.

Schneider B, Sperling U, Wedler H, AG Alte Menschen im Nationalen Suizidpräventionsprogramm für Deutschland (NaSPro) (2011b) Suizidprävention im Alter. Frankfurt: Mabuse-Verlag.

Schneider B, Wetterling T (2013) Umgang mit Suizidalität bei Suchtkranken. Suizidprophylaxe 153: 56–61.

Schneider B, Wetterling T, Georgi K, Bartusch B, Schnabel A, Blettner M (2009b) Smoking differently modifies suicide risk of affective disorders, substance use disorders, and social factors. J Affect Disord 112: 165–173.

Schneider F, Falkai P, Maier W (2011) Versorgungssituation in Deutschland. In: Schneider F, Falkai P, Maier W (Hrsg.) Psychiatrie 2020. Perspektiven, Chancen und Herausforderung. Berlin: Springer, S. 27–37.

Schuckit MA, Tipp JE, Bucholz KK, Nurnberger JI, Jr., Hesselbrock VM, Crowe RR, Kramer J (1997) The life-time rates of three major mood disorders and four major anxiety disorders in alcoholics and controls. Addiction 92: 1289–1304.

Séguin M, Boyer R, Lesage A, McGirr A, Suissa A, Tousignant M, Turecki G (2010) Suicide and gambling: psychopathology and treatment-seeking. Psychol Addict Behav 24: 541–547.

Shaffer D, Gould MS, Fisher P, Trautman P, Moreau D, Kleinman M, Flory M (1996) Psychiatric diagnosis in child and adolescent suicide. Arch Gen Psychiatry 53: 339–348.

Shafii M, Steltz-Lenarsky J, Derrick AM, Beckner C, Whittinghill JR (1988) Comorbidity of mental disorders in the post-mortem diagnosis of completed suicide in children and adolescents. J Affect Disord 15: 227–233.

Sher L (2006) Alcoholism and suicidal behavior: a clinical overview. Acta Psychiatr Scand 113: 13–22.

Shneidman ES, Farberow NL (1961) Sample investigations of equivocal deaths. In: Farberow NL, Shneidman ES (Hrsg.) The cry for help. New York: McGraw-Hill, S. 118–129.

Smith GD, Phillips AN (2001) Re: »cigarette smoking and suicide: a prospective study of 300,000 male active-duty army soldiers«. Am J Epidemiol 153: 307–308.

Smith GD, Phillips AN, Neaton JD (1992) Smoking as «independent« risk factor for suicide: illustration of an artifact from observational epidemiology? Lancet 340: 709–712.

Sonneck G (1985) Krisenintervention und Suizidverhütung. Wien: Facultas.

Soyka M (2002) Psychische und soziale Folgen chronischen Alkoholismus. Dtsch Ärztebl 99: 38–42.

Soyka M (2014) Nalmefene for the treatment of alcohol dependence: a current update. Int J Neuropsychopharmacol 17: 675–684.

Statistisches Bundesamt Deutschland (2010) Todesursachen in Deutschland - Fachserie 12 Reihe 4. Wiesbaden: Statistisches Bundesamt. (https://www.¬destatis.de/DE/Publikationen/Thematisch/Gesundheit/Todesursachen/Tode¬sursachen2120400137004.pdf?__blob=publicationFile; Zugriff am 16.07.2015).

Statistisches Bundesamt Deutschland (2014) Sterbefälle nach äußeren Ursachen und ihren Folgen (ab 1998). Statistisches Bundesamt Deutschland 22-6-2014.

Stengel E (1967) Suicide and attempted suicide. London: Penguin.

Stockwell T, Auld MC, Zhao J, MARTIN G (2012) Does minimum pricing reduce alcohol consumption? The experience of a Canadian province. Addiction 107: 912–920.

Swahn MH, Bossarte RM, Sullivent EEI (2008) Age of alcohol use initiation, suicidal behavior, and peer and dating violence victimization and perpetration among high-risk, seventh-grade adolescents. Pediatrics 121: 297–305.

Tannenbaum C, Paquette A, Hilmer S, Holroyd-Leduc J, Carnahan R (2012) A systematic review of amnestic and non-amnestic mild cognitive impairment induced by anticholinergic, antihistamine, GABAergic and opioid drugs. Drugs Aging 29: 639–658.

Tanskanen A, Tuomilehto J, Viinamäki H, Vartiainen E, Lehtonen J, Puska P (2000) Smoking and the risk of suicide. Acta Psychiatr Scand 101: 243–245.

Thase ME, Salloum IM, Cornelius JD (2001) Comorbid alcoholism and depression: treatment issues. J Clin Psychiatry 62 Suppl 20: 32–41.

Thon N, Preuss UW, Polzleitner A, Quantschnig B, Scholz H, Kuhberger A, Bischof A, Rumpf HJ, Wurst FM (2014) Prevalence of suicide attempts in pathological gamblers in a nationwide Austrian treatment sample. Gen Hosp Psychiatry 36: 342–346.

Tong Y, Phillips MR (2010) Cohort-specific risk of suicide for different mental disorders in China. Br J Psychiatry 196: 467–473.

Trémeau F, Darreye A, Staner L, Correa H, Weibel H, Khidichian F, Macher JP (2008) Suicidality in opioid-dependent subjects. Am J Addict 17: 187–194.

Tverdal A, Thelle D, Stensvold I, Leren P, Bjartveit K (1993) Mortality in relation to smoking history: 13 years' follow-up of 68,000 Norwegian men and women 35-49 years. J Clin Epidemiol 46: 475–487.

Van der Weele TJ (2009) On the relative nature of overadjustment and unnecessary adjustment. Epidemiology 20: 496–499.

Vargas HO, Nunes SO, Pizzo de CM, Bortolasci CC, Sabbatini BD, Kaminami MH, Venugopal K, Dodd S, Maes M, et al. (2013) Oxidative stress and lowered total antioxidant status are associated with a history of suicide attempts. J Affect Disord 150: 923–930.

Vento AE, Schifano F, Corkery JM, Pompili M, Innamorati M, Girardi P, Ghodse H (2011) Suicide verdicts as opposed to accidental deaths in substance-related fatalities (UK, 2001-2007). Prog Neuropsychopharmacol Biol Psychiatry 35: 1279–1283.

Vijayakumar L, Rajkumar S (1999) Are risk factors for suicide universal? A case-control study in India. Acta Psychiatr Scand 99: 407–411.

Voaklander DC, Rowe BH, Dryden DM, Pahal J, Saar P, Kelly KD (2008) Medical illness, medication use and suicide in seniors: a population-based case-control study. J Epidemiol Community Health 62: 138–146.

Waern M (2003) Alcohol dependence and misuse in elderly suicides. Alcohol Alcohol 38: 249–254.

Waern M, Runeson BS, Allebeck P, Beskow J, Rubenowitz E, Skoog I, Wilhelmsson K (2002) Mental disorder in elderly suicides: a case-control study. Am J Psychiatry 159: 450–455.

Wagenaar AC, Langley JD (1995) Alcohol licensing system changes and alcohol consumption: introduction of wine into New Zealand grocery stores. Addiction 90: 773–783.

Wagenaar AC, Salois MJ, Komro KA (2009) Effects of beverage alcohol price and tax levels on drinking: a meta-analysis of 1003 estimates from 112 studies. Addiction 104: 179–190.

Walter M, Gouzoulis-Mayfrank E (2013) Psychische Störungen und Suchterkrankungen. Diagnostik und Behandlung von Doppeldiagnosen. Stuttgart: Kohlhammer.

Wang LJ, Chiang SC, Su LW, Lin SK, Chen CK (2012) Factors associated with drug-related psychiatric disorders and suicide attempts among illicit drug users in Taiwan. Subst Use Misuse 47: 1185–1188.

Wasserman D (2001) A stress-vulnerability model and the development of the suicidal process. In: Wasserman D (Hrsg.) Suicide. An unnecessary death. London: Martin Dunitz, S. 13–27.

Wasserman D, Durkee T (2009) Strategies in suicide prevention. In: Wasserman D, Wasserman C (Hrsg.) Oxford Textbook of Suicidology and Suicide Prevention. Oxford: Oxford University Press, S. 381–384.

Wedler H (1987) Der suizidgefährdete Patient. Stuttgart: Hippokrates.

Weisman AD (1974) The realization of death: A guide for psychological autopsy. New York: Jason Aronson.

Weiss RD, Griffin ML, Kolodziej ME, Greenfield SF, Najavits LM, Daley DC, Doreau HR, Hennen JA (2007) A randomized trial of integrated group therapy versus group drug counseling for patients with bipolar disorder and substance dependence. Am J Psychiatry 164: 100–107.

WHO Weltgesundheitsorganisation (1993) Internationale Klassifikation psychischer Störungen. ICD-10 Kapitel V (F). Klinisch-diagnostische Leitlinien. Bern: Huber Verlag.

WHO Weltgesundheitsorganisation (2014) Health topics - Suicide. (http://www.¬who.int/topics/suicide/en/, Zugriff am 02.06.2015).

Westerlund M, Schaller S, Schmidtke A (2009) The role of mass-media in suicide prevention. In: Wasserman D, Wasserman C (Hrsg.) Oxford Textbook of Suicidology and Suicide Prevention. Oxford: Oxford University Press, S. 515–523.

Wetterling T (1999) Diagnostik und Behandlungsansätze depressiver Störungen bei Alkoholabhängigen. Fortschr Neurol Psychiatr 67: 131–141.

Wetterling T, Kugler C (2006) Ältere Suchtkranke im psychiatrischen Krankenhaus. Z Gerontopsychol psychiat 19: 195–200.

Wetterling T, Schneider B (2012) Medikamentenmissbrauch bei älteren psychiatrischen Patienten. Psychiatr Prax 39: 275–279.

Wetterling T, Schneider B (2013) Alkoholintoxikation und akute Suizidalität. Psychiatr Prax 40: 259–263.

Wetterling T, Veltrup C, Driessen M, John U (1999) Drinking pattern and alcohol-related medical disorders. Alcohol Alcohol 34: 330–336.

Wetterling T, Weber B, Depfenhart M, Schneider B, Junghanns K (2006) Development of a rating scale to predict the severity of alcohol withdrawal syndrome. Alcohol Alcohol 41: 611–615.

Wilcox HC, Conner KR, Caine ED (2004) Association of alcohol and drug use disorders and completed suicide: an empirical review of cohort studies. Drug Alcohol Depend 76 Suppl: S11–S19.

Wines Jr. JD, Saitz R, Horton NJ, Lloyd-Travaglini C, Samet JH (2004) Suicidal behavior, drug use and depressive symptoms after detoxification: a 2-year prospective study. Drug Alcohol Depend 76 Suppl: S21–S29.

Wojnar M, Ilgen MA, Czyz E, Strobbe S, Klimkiewicz A, Jakubczyk A, Glass J, Brower KJ (2009) Impulsive and non-impulsive suicide attempts in patients treated for alcohol dependence. J Affect Disord 115: 131–139.

Wojnar M, Ilgen MA, Jakubczyk A, Wnorowska A, Klimkiewicz A, Brower KJ (2008) Impulsive suicide attempts predict post-treatment relapse in alcohol-dependent patients. Drug Alcohol Depend 97: 268–275.

Wolfersdorf M, Franke C, Mauerer C, Dobmeier M (2002) Krisenintervention bei Suizidalität. In: Bronisch T (Hrsg.) Psychotherapie der Suizidalität. Stuttgart: Georg Thieme Verlag, S. 16–29.

Wolfersdorf M (2000) Der suizidale Patient in Klinik und Praxis. Stuttgart: Wissenschaftliche Verlagsgesellschaft.

Wolfersdorf M (2008a) Suizidalität – Begriffsbestimmung, Formen und Diagnostik. In: Wolfersdorf M, Bronisch T, Wedler H (Hrsg.) Suizidalität. Regensburg: Roderer, S. 11–43.

Wolfersdorf M (2008b) Suizidalität. Nervenarzt 79: 1319–1334.

Wolfersdorf M, Etzersdorfer E (2011) Suizid und Suizidprävention. Stuttgart: Kohlhammer.

Wolfersdorf M, Faust V, Brehm M, Moser K (1993) Suicide in the Ravensburg area. A study of 508 cases on the basis of criminal investigation data. In:

Böhme K, Freytag R, Wächtler C, Wedler H (Hrsg.) Suicidal Behavior, the State of the Art. Regensburg: Roderer Verlag, S. 890–895.

Wolfersdorf M, Felber W, Ahrens B, Bronisch T, Cording C, Giernalczyk T, Kind J, König F, Mahnkopf A, et al. (2000) »Chronische Suizidalität« – Versuch einer Begriffsbestimmung. Krankenhauspsychiatrie 11: S 110.

Wolfersdorf M, Franke C (2006) Suizidalität – Suizid und Suizidprävention. Fortschr Neurol Psychiatr 74: 400–414.

Wong PW, Chan WS, Conwell Y, Conner KR, Yip PS (2010a) A psychological autopsy study of pathological gamblers who died by suicide. J Affect Disord 120: 213–216.

Wong PW, Cheung DY, Conner KR, Conwell Y, Yip PS (2010b) Gambling and completed suicide in Hong Kong: a review of coroner court files. Prim Care Companion J Clin Psychiatry 12:

Wong SS, Zhou B, Goebert D, Hishinuma ES (2013) The risk of adolescent suicide across patterns of drug use: a nationally representative study of high school students in the United States from 1999 to 2009. Soc Psychiatry Psychiatr Epidemiol 48: 1611–1620.

Work Group on Suicidal Behaviors, Jacobs DG, Baldessarini RJ, Conwell Y, Fawcett JA, Horton L, Meltzer H, Pfeffer C,Simon RI (2010) Practice guideline for the assessment and treatment of patients with suicidal behaviors. APA Practice Guidelines

Yaldizli O, Kuhl HC, Graf M, Wiesbeck GA, Wurst FM (2010) Risk factors for suicide attempts in patients with alcohol dependence or abuse and a history of depressive symptoms: a subgroup analysis from the WHO/ISBRA study. Drug Alcohol Rev 29: 64–74.

Yaworski D, Robinson J, Sareen J, Bolton JM (2011) The relation between nicotine dependence and suicide attempts in the general population. Can J Psychiatry 56: 161–170.

Yerevanian BI, Koek RJ, Mintz J (2003) Lithium, anticonvulsants and suicidal behavior in bipolar disorder. J Affect Disord 73: 223–228.

Young SN (2013) Elevated incidence of suicide in people living at altitude, smokers and patients with chronic obstructive pulmonary disease and asthma: possible role of hypoxia causing decreased serotonin synthesis. J Psychiatry Neurosci 38: 423–426.

Zhang J, Conwell Y, Zhou L, Jiang C (2004) Culture, risk factors and suicide in rural China: a psychological autopsy case control study. Acta Psychiatr Scand 110: 430–437.

Zupanc T, Pregelj P, Tomori M, Komel R, Paska AV (2011) TPH2 polymorphisms and alcohol-related suicide. Neurosci Lett 490: 78–81.

Stichwortverzeichnis

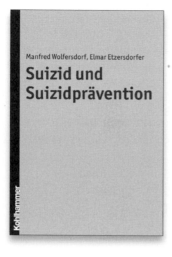

Manfred Wolfersdorf, Elmar Etzersdorfer

Suizid und Suizidprävention

Manfred Wolfersdorf
Elmar Etzersdorfer

Suizid und Suizidprävention

*2011. 262 Seiten mit 16 Abb.
und 121 Tab. Kart.
€ 39,90
ISBN 978-3-17-020408-9*

Weltweit versterben jährlich etwa 1 Mio. Menschen durch Suizid
und werden 20–50 Mio. Suizidversuche durchgeführt. Bei jungen
Menschen zählt Suizid zu den häufigsten Todesursachen. Psychi-
sche Erkrankungen, aber auch Krisen in ihren vielfältigen Aus-
gestaltungen sind eng mit einem erhöhten Suizidrisiko verbunden.
Dieses Buch fasst die heutigen Vorstellungen zum Suizid und zur
Suizidprävention zusammen und stellt, neben grundlegenden
Konzeptionen zum Suizid, umfassend Kriseninterventions- und
Präventionsansätze vor. Rechtliche Aspekte sowie zahlreiche
Beispiele runden das praxisorientierte Werk ab.

auch als
EBOOK

Leseproben und weitere Informationen unter www.kohlhammer.de

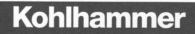

W. Kohlhammer GmbH
70549 Stuttgart

Kohlhammer

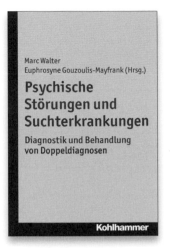
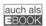
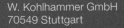

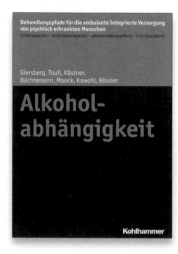
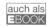
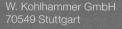
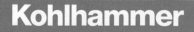